DE L'INTERVENTION CHIRURGICALE

DANS LES

TUMEURS MALIGNES DU REIN

PAR

Le Docteur Edgard CHEVALIER

Prosecteur à la Faculté de médecine
Ancien interne des hôpitaux
Membre correspondant de la Société anatomique

PARIS

G. STEINHEIL, ÉDITEUR

2, RUE CASIMIR-DELAVIGNE, 2

—

1891

DE L'INTERVENTION CHIRURGICALE

TUMEURS MALIGNES DU REIN

IMPRIMERIE LEMALE ET Cⁱᵉ, HAVRE

DE L'INTERVENTION CHIRURGICALE

DANS LES

TUMEURS MALIGNES DU REIN

PAR

Le Docteur Edgard CHEVALIER

Prosecteur à la Faculté de médecine
Ancien interne des hôpitaux
Membre correspondant de la Société anatomique

PARIS

G. STEINHEIL, ÉDITEUR

2, RUE CASIMIR-DELAVIGNE, 2

1891

AVANT-PROPOS

Le nom de M. le professeur F. Guyon doit être inscrit en tête
de ce travail, dont l'idée première lui appartient et qui n'a pu
être achevé que grâce à ses bienveillants conseils : c'est à lui que
revient tout le mérite de ce mémoire, s'il y a lieu. Je tiens à
remercier ici ce maître aimé et vénéré de la paternelle bonté
qu'il n'a cessé de me témoigner, en m'accordant une place d'interne dans son service, en m'aidant et me soutenant dans des
circonstances difficiles, et en acceptant la présidence de ma thèse.
Je puis l'assurer de mon affection profondément respectueuse et
de ma constante et sincère reconnaissance.

Que M. le professeur Tillaux, au service de qui j'ai eu le
bonheur d'être attaché pendant l'année 1890-1891, à la Faculté,
veuille bien croire à la vive gratitude que je lui ai, pour la grande
bienveillance qu'il m'a témoignée jusqu'à ce jour, et qu'il voudra
bien me continuer, je l'espère.

Mon cher maître, M. le Dr Guyot, médecin de l'hôpital Beaujon, peut être certain que je lui serai toujours reconnaissant de
l'assistance qu'il nous a donnée aux miens et à moi dans des circonstances particulièrement douloureuses.

Je remercie M. le professeur Le Dentu qui a bien voulu
m'agréer comme interne dans son beau service à l'Hôpital St-
Louis, et m'a fait si largement bénéficier de sa haute expérience
chirurgicale.

Je remercie M. le professeur Farabœuf, dont je fus si longtemps l'élève, et auprès duquel je viens d'avoir l'honneur de

passer un an comme aide d'anatomie de son cours ; M. le professeur Ch. Richet, qui a bien voulu m'admettre à suivre ses intéressantes expériences dans son laboratoire.

Je remercie de leur enseignement et de leurs conseils mes autres maîtres des hôpitaux, de la Faculté et de l'École pratique, MM. les professeurs Hardy, Le Fort, Lannelongue ; MM. les professeurs agrégés Rendu, Nicaise, Segond, Kirmisson, Campenon, Poirier, Tuffier, Reynier, Joffroy ; MM. les médecins et chirurgiens des hôpitaux Gombault, Josias, Picqué, Bazy, Muselier, Routier, Gingeot, Prengrueber, et aussi ceux de mes amis et maîtres, qui furent mes chefs de conférence pour les divers concours que j'eus à préparer.

DE L'INTERVENTION CHIRURGICALE

DANS LES

TUMEURS MALIGNES DU REIN

CHAPITRE PREMIER

Préliminaires. Anatomie pathologique.

L'intervention chirurgicale dans les tumeurs malignes des reins date de ces dernières années : longtemps les tumeurs malignes, le cancer du rein furent du domaine de l'anatomie pathologique, à peu près exclusivement. Avec Rayer, qui en a tracé une description magistrale, le cancer du rein prit place dans les études cliniques : après lui, Lebert, puis les traités plus modernes de pathologie des reins s'occupèrent de la question. Mais le cancer rénal, de même que les autres cancers des viscères abdominaux était réservé à la pathologie interne. L'intervention sur le rein n'était pas encore entrée dans les pratiques chirurgicales. En 1861, Wolcott, le premier, fit une néphrectomie ; il opéra, d'ailleurs, après une erreur de diagnostic, et ce fut en cherchant un kyste du foie, qu'il trouva un rein cancéreux dont il fit l'ablation : le malade mourut. Spiegelberg, en 1867, Peaslee, en 1868, Spencer Wells firent aussi des néphrectomies ; la plus importante de ces opérations fut celle de Simon (d'Heidelberg) faite le 2 août 1869 et suivie de succès : une série d'opérations, les unes heureuses, les autres malheureuses fut faite à l'étranger puis en France, et la pratique de l'intervention chirurgicale sur le rein devint, sinon courante, du moins plus fréquente, les règles de la néphrectomie furent bientôt indiquées, et pour ne mentionner qu'une des publications se rapportant à cette importante question, nous mentionnerons celle que notre maître, M. le professeur Le Dentu, fit paraître en 1886, dans la Revue de chirurgie, et qu'il rappela dans son traité des maladies des reins de 1889 ; nous mentionnerons encore les intéressantes discussions du Congrès français de chirurgie de 1886.

Mais si la néphrectomie, d'une manière générale, devenait une opération plus fréquente, elle ne tarda pas, pour le cancer du rein, à donner une forte désillusion à ceux qui la pratiquaient ; et les statistiques de ces opérations furent d'abord effrayantes.

Pourtant, du danger qu'offrait l'intervention pratiquée sans données certaines, on conclut bientôt que, pour se mettre dans les conditions les plus favorables, il fallait arriver à une connaissance plus parfaite, non seulement du manuel opératoire de la néphrectomie, mais encore et surtout des signes cliniques, de la marche et du diagnostic des tumeurs malignes du rein.

Les ouvrages récents, et surtout la thèse de Brodeur (1886) qui touche à toute l'intervention chirurgicale sur le rein, la thèse si remarquable de Guillet en 1888, où l'on trouve la question des tumeurs malignes traitée d'une façon complète, les diverses publications faites sur le sujet qui nous occupe, donnent des statistiques qui sont peu rassurantes ; et bon nombre des auteurs et des chirurgiens reconnaissent qu'il faut, pour essayer de rendre la néphrectomie moins meurtrière, se rapprocher de plus en plus du début de l'affection, autant que faire se peut. C'est là surtout l'opinion de notre maître, M. le professeur Guyon, et c'est sur ses indications que nous avons étudié le diagnostic précoce des affections malignes du rein.

Sous le nom d'affections malignes, de tumeurs malignes du rein nous rangeons à la fois le carcinome et le sarcome, car il est à peu près impossible de distinguer cliniquement ces deux variétés histologiques de l'affection, et chirurgicalement elles sont justiciables du même traitement. Cependant nous éliminerons d'emblée les tumeurs malignes secondaires, qui ne sont pas opérables, et nous n'aurons en vue que les tumeurs malignes primitives.

Il est une affection que nous laisserons aussi de côté, c'est la dégénérescence polykystique des reins, bien étudiée dans la thèse de Lejars : cette affection, qui se rapproche de l'épithélioma, offre des caractères particuliers, qui permettent de l'exclure de notre sujet, et surtout elle offre, par sa bilatéralité, une condition éminemment défavorable à l'intervention chirurgicale, bien que M. Monod ait rapporté à la Société de chirurgie en mars 1890, un cas de guérison par opération, et M. Terrillon en février 1891.

L'unilatéralité de la lésion dans les dégénérescences malignes primitives du rein est une des considérations les plus importantes pour justifier la thérapeutique chirurgicale du cancer du rein : elle permet d'intervenir sur cet organe essentiel à la vie, assuré que l'on est, de par la clinique et de par l'expérimentation, que l'autre rein subit une hypertrophie compensatrice qui le rend capable de suffire seul à la sécrétion urinaire. Mais, déjà sur ce point, il y a des réserves à faire, car il faudra, avant de pratiquer l'ablation d'un rein, être certain de l'existence de l'autre et de son intégrité,

Les tumeurs primitives du rein sont encore, pendant une certaine période de leur développement, des tumeurs bien circonscrites. En effet, la capsule propre du rein subit une sorte d'irritation chronique ; elle est épaissie, sauf par places où elle peut être amincie ; mais elle cède rarement spontanément, et laisse rarement passer un prolongement néoplasique, il y a dans cette limitation du néoplasme, une des conditions les plus favorables à son ablation. Malheureusement si la propagation est difficile, elle peut exceptionnellement se produire à la longue, mais surtout la généralisation est fréquente, sinon la règle, à une période de la maladie. Cette généralisation est même assez précoce, du moins pour les ganglions du hile et les ganglions lombaires, et comme l'ablation de ces tumeurs secondaires présente le plus ordinairement des difficultés insurmontables, il y a le plus grand intérêt, si l'on veut intervenir, à se rapprocher le plus possible du début de la maladie.

Nous ne ferons pas ici l'étude anatomo-pathologique du cancer du rein, nous renverrons pour ce point à l'excellente thèse de Guillet, qui est complète à ce sujet. Nous ne prendrons que ce qui nous intéresse au point de vue de la seule intervention.

Le volume des tumeurs du rein devient considérable à la fin de l'évolution de la maladie, et surtout chez l'enfant où il dépasse facilement dix livres en poids ; elles peuvent même remplir la cavité abdominale. Parfois au contraire le rein néoplasique paraît à peine hypertrophié.

La forme est généralement celle du rein, sauf pourtant quand il s'établit à une des extrémités de l'organe comme une poussée de gros champignons cancéreux.

D'un volume moyen, le rein reste dans la fosse lombaire, gagne un peu les hypochondres, où il peut, à gauche, se dissimuler, et se développe légèrement vers le bas. Plus tard, quand il est fortement développé, il envahit l'abdomen.

Tantôt il reste indépendant des organes voisins, tantôt, et ce sont des cas tout à fait défavorables, il contracte des adhérences avec eux. Le côlon a été blessé quelquefois, la rate et le foie ont été trouvés adhérents, les gros vaisseaux, aorte à gauche, et surtout veine cave inférieure à droite, ont rendu toute intervention complète impossible, et quelquefois ont été blessés.

Le péritoine se détache assez facilement d'ordinaire ; mais quelquefois il adhère à la capsule propre du rein et comme, d'autre part, celle-ci envoie dans le rein, dans l'épaisseur même de la masse néoplasique, des tractus solides qui établissent une connexion intime entre la tumeur et la capsule, on n'a pas, dans ces cas d'adhérences péritonéales, la ressource de pratiquer la néphrectomie sous-capsulaire, décrite par M. Ollier.

Les calices et le bassinet sont parfois intéressés : quelquefois même c'est à leur niveau que l'affection a débuté : l'uretère aussi peut se trouver envahi.

Les vaisseaux du rein sont souvent malades ; les lésions sont presque nulles sur les artères, mais les veines comprimées peuvent être le siège de thromboses qui gagnent la veine cave, et remontent plus ou moins haut. Mais souvent les parois vasculaires peuvent être envahies par le néoplasme, cette dégénérescence peut occuper toute la longueur de la veine et intéresser la veine cave ; d'où une impossibilité à peu près complète de faire l'hémostase à la section du pédicule. Dans la lumière du vaisseau on trouve aussi des bourgeons néoplasiques, qui peuvent se détacher et aller former aux loin des embolies cancéreuses.

Les ganglions lymphatiques, ceux du hile surtout, sont le plus souvent dégénérés : les ganglions lombaires, envahis aussi, forment parfois une véritable chaîne le long de la colonne vertébrale. La masse qu'ils représentent n'est pas toujours au contact du rein, et peut fort bien passer inaperçue au moment de la néphrectomie.

Le rein opposé est le plus souvent sain et hypertrophié.

Histologiquement la tumeur est du carcinome ou du sarcome, plus ou moins purs, ou associés à d'autres modes de dégénérescence, mais toujours prédomine le type carcinome ou sarcome. Le carcinome paraît plus fréquent que le sarcome chez l'adulte et le vieillard, chez l'enfant au contraire c'est du sarcome, soit d'origine non congénitale, soit d'origine congénitale, sorte de tératome.

Mais la question principale pour le chirurgien est celle de la généralisation des tumeurs malignes du rein. Celle-ci est fréquente : Roberts l'a trouvée dans 31 cas sur 51 qu'il a réunis. Dickinson dans 14 cas sur 19, Rohrer 50 fois sur 115, Ebstein dans plus de la moitié des observations, Laschmann 26 fois sur 39 et Guillet 47 fois sur 70.

Cette généralisation intéresse principalement le foie, les poumons, les ganglions lombaires ou du mésentère, qui sont pris d'une manière excessivement fréquente : elle envahit aussi les ganglions du médiastin, nous en rapportons un exemple, les ganglions cervicaux (observation 4), les plèvres, les capsules surrénales, l'épiploon, le cœur, la rate, le péritoine, la veine cave inférieure, les veines rénales, le crâne, le cerveau, les os, les intestins, le diaphragme, l'orbite, la peau, la rétine, le corps thyroïde, les muscles, le pancréas, le duodénum, la prostate, l'utérus, le testicule, le rein opposé.

On peut aussi voir la propagation directe, par contiguïté, sur l'intestin, les vertèbres et la moelle, les capsules surrénales.

Cette généralisation, d'après Guillet, est plus fréquente dans le carcinome (2/3 des cas) que dans le sarcome où, soit chez l'adulte, soit chez l'enfant, on la trouve dans la moitié des observations. Il faut toujours craindre cette complication, et même de bonne heure, si on en juge par les observations d'opérés, où la guérison opératoire n'a été trop souvent qu'apparente, bientôt suivie de repullulation à distance, due le plus souvent à une généralisation antérieure, méconnue primitivement.

Quant à s'appuyer sur le diagnostic entre le sarcome et le carcinome, chez l'adulte du moins, la chose est impossible, la distinction entre les deux modes du néoplasme ne peut se faire et il faut penser au pire.

La propagation proprement dite est rare, la capsule en effet étant, comme nous l'avons dit, très résistante, mais la généralisation est de beaucoup plus importante : elle se fait par les deux voies que prennent d'ordinaire les néoplasmes, la voie veineuse et la voie lymphatique, soit par envahissement direct des parois de ces vaisseaux, soit par embolies ; le courant sanguin ou lymphatique est dirigé de telle sorte que l'on comprend le peu d'extension du cancer du rein aux organes génito-urinaires, contrairement à ce qui arrive dans le cancer primitif de ceux-ci.

L'existence de ces généralisations souvent impossibles à reconnaître, préoccupe au plus haut degré les chirurgiens, et, comme presque tous lui ont dû des insuccès, ils reconnaissent que la seule chance que l'on ait de réussir, est d'opérer le plus tôt possible pour enlever le néoplasme, encore limité au rein.

CHAPITRE II

Symptômes et marche.

Cliniquement, les tumeurs du rein se caractérisent par un ensemble de symptômes qui permet, quand il se rencontre au complet, de faire un diagnostic.

Il s'agit d'un sujet adulte ou dans la vieillesse, qui se plaint de douleurs dans la région lombaire, survenant spontanément, disparaissant de même, après en temps variable, revêtant quelquefois des allures de coliques néphrétiques, ou bien s'irradiant d'une manière variable. En même temps le malade pisse du sang; ses hématuries sont spontanées, relativement abondantes, nullement influencées par la marche, la fatigue ou la locomotion, nullement améliorées par le repos, accompagnées d'émission de caillots plus ou moins allongés ou informes. Ces hématuries, que nous étudierons séparément plus loin, durent quelques jours, puis disparaissent pendant un laps de temps assez long, après quoi on les voit reparaître dans les mêmes conditions.

Les troubles de la miction sont nuls, ou à peu près. L'état général est quelquefois conservé, quelquefois au contraire altéré, et la cachexie peut être précoce, mais cela est exceptionnel. Le malade s'est quelquefois aussi aperçu qu'il avait une tumeur dans l'un des flancs; quand on l'explore, on constate qu'il porte une tumeur occupant le flanc, une partie de l'abdomen, et la région lombaire; cette tumeur ballotte d'avant en arrière, elle rappelle la forme du rein, elle est dure, sauf en avant où l'on percute sur l'intestin. Cette tumeur, dont on peut souvent délimiter l'étendue inférieure, suit mal les mouvements du diaphragme.

Avec cette tumeur, on constate un varicocèle récent de l'un ou de l'autre côté des bourses, varicocèle indolore, occupant les deux plexus veineux antérieur et postérieur.

La maladie progressant, les hématuries se répètent, l'émaciation se produit, mais elle est souvent lente à se montrer, les œdèmes apparaissent, la tumeur augmente progressivement de volume, elle prend des proportions quelquefois énormes et peut gagner tout l'abdomen. Cela est exceptionnel, et se voit plutôt chez l'enfant.

La cachexie survient pourtant à la longue, et le malade meurt, soit par les progrès de cette cachexie avec ou sans généralisation, comme nous l'avons vu, soit par suite de l'abondance de l'hémorrhagie, ce qui est plus rare, l'hématurie profuse étant exceptionnelle, mais la répétition du même accident peut devenir dangereuse.

Il est bien rare qu'on ait à constater des troubles urémiques, car l'autre rein fonctionne bien d'ordinaire.

La mort a encore été causée par la perforation de la colonne vertébrale et des troubles médullaires, par une perforation intestinale, par de l'occlusion intestinale, par une péritonite suraiguë, par des embolies de l'artère pulmonaire.

La mort survient après une durée variable, longue en général, car la durée moyenne de l'évolution d'un cancer du rein est de 3 ans 1/2. Cette durée se modifie avec les variétés de l'affection ; elle est moins longue pour le carcinome, 3 ans à 3 ans 1/2, que pour le sarcome ; chez l'adulte, ce dernier peut ne faire son évolution complète qu'en cinq à six ans.

Chez l'enfant, au contraire, et chez lui le cancer du rein est avec celui de l'œil, le cancer que l'on trouve le plus souvent, l'évolution du sarcome est des plus rapides, et en moins d'un an, quelquefois en moins de six mois la mort survient, même en dehors de toute intervention.

Ce que nous venons de décrire est le cas type, dans lequel tous les symptômes apparaissent, notre malade de l'observation 4 en présente un bon exemple. Mais à côté de cette forme complète, pour adopter la nomenclature de Guillet, forme que Patino-Luna nomme régulière, il s'en trouve d'autres fort importantes.

Rayer établissait trois grandes variétés cliniques du cancer du rein ; la première avec hématurie sans tumeur, la seconde avec hématurie et tumeur, la troisième latente.

Lecorché en admit quatre : les trois de Rayer et une quatrième à tumeur seule.

Patino-Luna fit la même classification. Il appela frustres les 3 formes qui n'offraient pas l'ensemble symptomatique complet.

Pour notre part, d'accord avec Guillet, nous préférons appeler ces formes : formes incomplètes. La forme complète se voit dans la moitié des cas, la forme incomplète où manque l'hématurie, forme à peu près l'autre moitié : mais si cela est vrai, quand la maladie est laissée à sa seule évolution jusqu'à la mort, il faut reconnaître que pendant une durée de la marche du néoplasme, qui peut être assez longue, on trouve des formes incomplètes où les symptômes destinés à les compléter sont lents à apparaître.

L'hématurie peut, dans plus d'un quart des cas, constituer seule le début des accidents, les douleurs dans une proportion un peu plus forte, la tumeur également, et enfin la cachexie sans autre symptôme apparent. Cette dernière forme constitue le cancer latent des auteurs ; il est vrai que tôt ou tard apparaîtra la tumeur, mais au point de vue chirurgical cette forme latente est importante, car d'une part il est difficile de se résoudre à une intervention active quand aucun symptôme ne vient fixer le diagnostic, et d'autre part, quand après une longue période de troubles généraux la maladie se caractérise, il est trop tard pour opérer, le sujet de notre observation n° 8 en est un bon exemple.

Nous verrons ultérieurement la valeur de chaque signe, pris isolément, et nous résumerons dans un dernier chapitre le diagnostic fait au moment où les signes sont multiples. Disons de suite que le diagnostic entre les deux variétés de tumeurs malignes du rein est à près impossible cliniquement.

Le pronostic est fatal : chez l'adulte, il est pourtant remarquable que le cancer du rein est de ceux dont la marche est la plus lente, surtout pour le sarcome ; mais sarcome ou carcinome aboutira toujours à la mort. Chez l'enfant le pronostic est encore plus sombre, car, chez lui la marche est trois fois plus rapide, et la mort survient à très bref délai.

CHAPITRE III

Statistique des néphrectomies.

En présence d'une affection dont le pronostic est absolument fatal, le seul traitement, auquel il faille songer, est l'ablation du rein malade, la néphrectomie. C'est à cette opération que l'on eut recours lorsque la pratique de l'antisepsie eut rendu les tentatives abdominales plus favorables. Mais la néphrectomie est une opération de la plus haute gravité, et il importe, avant d'y soumettre le malade, de bien se pénétrer des avantages qu'il en doit retirer, et des inconvénients qu'il doit en éprouver. Si ceux-ci sont supérieurs à ceux-là, l'opération devra être rejetée.

Si l'on fait le relevé des observations rapportées dans les auteurs on arrive à une série de statistiques qui sont des plus importantes. Il y a lieu d'abord d'examiner les cas séparément chez l'adulte et chez l'enfant.

Chez l'enfant, les statistiques sont effrayantes. Les premiers cas opérés par Hueter en 1876, Kocher 1877, Hieguet 1881, Ollier 1883, Godlee 1883 furent tous mortels. Jessop, cependant en 1877, avait eu un succès opératoire chez un enfant de 2 ans et demi, par la néphrectomie lombaire, pour encéphaloïde du rein gauche, mais huit semaines ne s'étaient pas écoulées que la récidive apparaissait dans les ganglions lombaires, et neuf mois après l'opération, le malade mourait. Le malade de Hieguet avait aussi vécu un an et demi, Schœnborn en 1883 eut un succès en enlevant un sarcome rénal à une fillette de 7 ans, mais les insuccès recommencèrent la même année avec Mérédith puis Little, Kühn (1885), Kœnig (1885), Scheven et

Ribbert (1886) ; à ce moment les cas favorables connus n'étaient que ceux de Croft (1885), Dandois (1885), Kœnig (1885), Albsberg (1886), Trendelenburg (1886) ; mais combien de temps avait-on suivi les malades. Il y a chance pour que, plus tard, des récidives mortelles les aient enlevés.

La statistique de Tuffier lui donnait 62.5 pour cent de mort opératoire, et les survivants avaient promptement récidivé. Sur 18 cas de néphrectomie rapportés dans les tableaux de Guillot, pour sarcome et carcinome, on trouve 12 morts et 6 guérisons, celles-ci surtout chez des sujets âgés de cinq ans et plus. La mortalité est donc de 66 pour cent, sans préjudice de celle provoquée par les récidives. A. Dumont arrive à réunir 20 cas, sur lesquels la proportion des décès opératoires est de 70 pour cent.

Taylor, qui semble partisan quand même d'une intervention, réunit 25 cas, sur lesquels il y a 15 décès, immédiats, et 10 cas qu'il appelle guéris, mais sur lesquels 6 sont morts de récidive rapide, dans l'espace de cinq à dix-huit mois après l'opération ; 1 a été opéré incomplètement, on a dû lui laisser des ganglions mésentériques et rétropéritonéaux (on n'a pas eu de ses nouvelles depuis), de sorte que l'on arrive à obtenir 60 pour cent de mortalité opératoire, et 88 pour cent d'insuccès définitif. Fischer donne une mortalité moindre, d'abord 56 pour cent, puis 48 pour cent, mais la plus longue durée de la survie a été un an et demi, et sur 30 néphrectomies pour tumeurs chez les enfants il ne trouve qu'une seule guérison radicale. Dohrn réunissant ses cas à ceux de Schede, Czerny, Roberts, Fischer fait tomber la mortalité opératoire à 44.9 pour cent. Les cas que nous avons pu recueillir se montent à 27 sur lesquels nous trouvons 19 morts, 15 immédiatement, les 4 autres dans un très court espace de temps, et nous avons des doutes sérieux sur les 7 qui ont survécu, nous arrivons donc à une mortalité de 55.5 pour cent de mort opératoire et 70 pour cent d'insuccès.

Cette proportion a de tout temps frappé les chirurgiens, aussi les conclusions auxquelles elle conduit sont-elles à peu près unanimes.

Gross dit que la néphrectomie est absolument contre-indiquée dans le sarcome ou le carcinome des enfants. Beavee partage la même opinion. Quénu, dans sa communication à la Société de chirurgie, fait observer que les tumeurs ont, chez les enfants, une allure extrêmement rapide, et sont déjà très volumineuses au bout de quelques mois, au moment où l'on est appelé à intervenir. Alors, malgré le soin qu'on y apporte, le malade a grande chance de succomber au choc en quelques heures ou quelques jours, et s'il résiste, il est exposé à une récidive précoce En somme, la néphrectomie pour tumeurs, chez les enfants, est considérée à juste titre comme excessivement grave, et la plupart des chirurgiens se montrent peu empressés d'intervenir.

Czerny, malgré qu'il constate cette considérable mortalité, reste d'avis que l'opération doit être tentée, à cause de la mort certaine et à bref délai de l'enfant abandonné à lui-même.

Taylor, tout en constatant que la plupart des auteurs est hostile à toute intervention, croit que cette opération sera possible quand on n'attendra pas trop longtemps ; il conclut à la nécessité d'un diagnostic précoce.

Kœnig recommande d'opérer toutes les fois que c'est faisable, c'est-à-dire de faire une incision exploratrice, et, si on constate des adhérences étendues ou des tumeurs métastatiques, de rejeter l'opération.

L'opinion générale est donc que la néphrectomie, chez l'enfant porteur de tumeur maligne, est une opération des plus graves, trop souvent mortelle et sinon toujours, du moins presque toujours insuffisante : pourtant, logiquement, s'il était possible d'arriver à opérer de bonne heure on serait en droit d'espérer de meilleurs résultats. Il reste à savoir, si ce diagnostic précoce est possible ; comme nous le disons plus loin ce diagnostic précoce est surtout utile quand les signes fonctionnels sont les signes initiaux de la maladie, et surtout l'hématurie, mais chez les enfants ces signes sont peu marqués ; non seulement ils manquent souvent dans l'évolution de la maladie, mais celle-ci ne débute par l'hématurie que dix-sept fois sur cent, et par les douleurs que sept fois pour cent, tandis que la tumeur constitue le mode de début dans soixante-deux pour cent des cas. Quand la tumeur apparaît, ou plutôt est perceptible, elle prend un développement si brusque que le plus souvent on ne peut intervenir en temps utile. Morris dit qu'au début, si on pouvait reconnaître la tumeur, la néphrectomie pourrait reculer le résultat fatal, et même prolonger considérablement la vie. Ce diagnostic précoce, que nous essaierons de faire, est souvent impossible ; aussi notre opinion, appuyée sur les statistiques qu'il nous est possible de trouver, est-elle que, à part des cas exceptionnellement favorables et très rares, la néphrectomie pour tumeurs malignes ne doit pas être pratiquée chez l'enfant. Il faudra se contenter de moyens médicaux pour parer aux symptômes les plus pressants, mais la mort est à peu près certaine à bref délai.

Chez l'adulte, la néphrectomie pour tumeurs malignes du rein donne aussi des résultats inquiétants, moins cependant que pour l'enfant.

Gross, dans ses relevés de néphrectomie, indique pour le cancer du rein une mortalité de 61.2 pour cent : Lacher cite 12 cancéreux opérés, sur lesquels dix sont morts immédiatement et deux ont succombé au bout de quarante-quatre et de soixante jours.

Young rapporte huit observations de cancer rénal opéré, un seul guérit, c'est une mortalité de plus de 80 pour cent.

Bergmann, sur 24 néphrectomies dans les mêmes conditions, relate 20 décès, soit près de 83 pour cent.

Robert Weig donne 32 opérations dont 22 morts, près de 70 pour cent.

Billroth, sur 33 opérés, trouve 20 morts, soit près de 60 pour cent.

Tuffier trouve sur 46 néphrectomies pour tumeurs, 30 morts dont 5 par généralisation, 5 par suite d'adhérences et de volume excessif de la tumeur, la mortalité se trouve donc de 65.2 pour cent.

Czerny, de 1887 à 1889, a fait 12 néphrectomies pour tumeurs malignes du rein ; il y eut 9 décès immédiats, dus au collapsus, à la péritonite, à l'œdème pulmonaire, au tétanos, c'est-à-dire 75 pour cent de mort immédiate : des 3 survivants, deux ont présenté des récidives rapides, soit locales, soit métastatiques et sont morts dans un espace variant de six mois à deux ans ; il y y a donc une mortalité réelle de 91.7 pour cent.

Siegrist, dans sa thèse de Zurich, 1889, rapporte 61 néphrectomies avec 32 décès, soit pour les morts 52.45 pour cent. Mais sur les 29 cas qui restent, 9 sont morts de récidive rapide, ce qui fait le chiffre de la mortalité à près de 69 pour cent, et encore sur les 20 malades qui restent, 13 ont été perdus de vue après quelques semaines d'observation, et il y a lieu de craindre qu'une partie d'entre eux n'ait succombé, chargeant encore la statistique des insuccès ; des sept derniers, deux ont été vus sans récidive au bout d'un an, et cinq au bout de deux ans et plus. Cette statistique confond, il faut le dire, les adultes et les enfants et trois fois sur ceux-ci l'opération a été tentée mais reconnue impraticable.

Küster sur 4 malades en a perdu 3 dont un immédiatement et 2 de récidive rapide.

Dans la thèse de Brodeur on trouve sur dix-sept carcinomes d'adulte 12 décès, 5 guérisons, soit près de 70 pour cent d'insuccès, et sur 19 sarcomes 11 décès, 8 guérisons, soit à peu près 58 pour cent de morts, si nous réunissons les deux éléments sarcome et carcinome nous trouvons sur 36 cas 23 décès, ou près de 64 pour cent de mort.

Le tableau de Guillet nous donne sur 28 néphrectomies pour carcinome, prises en bloc (enfants et adultes), 2 morts et 7 guérisons, soit 75 pour cent d'insuccès, et si on ne prend que l'adulte on a 25 cas, 18 morts, 7 guérisons ou 72 pour cent de mort ; et encore sur les 7 guérisons rien n'indique que la récidive n'a pas eu lieu puisque cinq malades ont été perdus de vue assez rapidement. Pour les sarcomes on a sur 37 néphrectomies 23 décès dont 17 immédiats, 5 par récidive rapide, 1 par maladie intercurrente, donc 62 pour cent de décès; si nous éliminons les enfants, nous arrivons à 20 adultes dont 12 décès, soit 60 pour cent et au total sarcome ou carcinome 45 cas avec 30 décès, c'est-à-dire 66 pour cent de mortalité.

En ajoutant les cas qu'il nous a été donné de réunir à ceux que nous trouvons dans Guillet nous arrivons à un nombre total, tant pour l'enfant que pour l'adulte, de 108 cas de néphrectomies, sur lesquels nous éliminons 4 observations dont nous n'avons pas pu savoir le résultat et une néphrotomie. Il nous reste, carcinome et sarcome pris ensemble 103 observations dont 63 décès ; soit un peu plus de 62.6 pour cent ; et dans le nombre de guérisons nous comprenons des cas où le malade a été suivi trop peu de temps, les uns mêmes porteurs de portions non enlevées du néoplasme.

Si nous ne prenons que l'adulte, le nombre de nos observations donne 81 cas dont 76 résultats connus, sur lesquels on a 44 décès ; c'est encore 58 pour cent environ de mortalité; nous n'arrivons pas au chiffre plus favorable indiqué par Fischer et par Dohrn.

Nous ne séparons pas, dans notre relevé, le carcinome du sarcôme, car, s'il semble vrai que le carcinome soit moins justiciable encore de l'opération que le sarcome, il n'en est pas moins reconnu, et nous le verrons plus loin, que, cliniquement, le diagnostic entre ces deux affections est à peu près impossible; d'autant même que certains auteurs dénomment histologiquement sarcome ce que d'autres appellent carcinome.

Les auteurs pourtant s'appuient sur les différences fournies par ces deux variétés histologiques pour dire : la néphrectomie est indiquée dans le sarcome, et contre-indiquée dans le carcinome, sauf si le mal pouvait être diagnostiqué et enlevé de bonne heure. Cette conclusion, qui est celle de Gross nous paraît devoir être légèrement modifiée, et la restriction qu'il applique au carcinome, nous semble aussi méritée pour le sarcome.

Dans les discussions qu'a soulevées l'application de la néphrectomie aux tumeurs malignes du rein plusieurs avis ont été donnés.

Pour l'enfant, nous l'avons dit, l'opinion généralement admise est qu'il y a bien peu de cas où l'on soit autorisé à intervenir.

Chez l'adulte on discute davantage. Les uns considèrent que les tumeurs du rein ont une évolution lente, et recommandent l'abstention en disant que la néphrectomie ne donne pas une survie plus longue que si on abandonne le mal à lui-même ; à cela les chirurgiens opérateurs répondent qu'on a d'autant plus de chances d'agir utilement que la marche du néoplasme est plus lente, et qu'on est en droit d'espérer que la généralisation ne sera pas établie. Cela n'est vrai, pour le rein, que dans les premières périodes ; car les opérations trop souvent ont fait voir de la généralisation alors qu'on ne la soupçonnait pas. Pour pouvoir opérer une tumeur du rein il faut être sûr de tout enlever, il faudra dans le cas contraire s'abstenir.

Plus une tumeur est volumineuse, plus elle est facile à diagnostiquer et moins on a de chances d'avoir un bon résultat.

Les adhérences du néoplasme seraient encore une contre-indication, mais les reconnaître n'est pas facile, et souvent c'est impossible.

Si l'on a affaire à un vieillard, la résistance étant moindre, et le maximum de probabilités étant pour un carcinome il faudra mieux s'abstenir.

Si de même le sujet était, bien qu'adulte, fortement cachectique, si la généralisation paraît probable l'abstention est de droit.

Il est pourtant des cas où la néphrectomie sera obligée s'il s'agit, par exemple, de parer à un accident immédiatement mortel par son intensité, comme les hémorrhagies, ce qui est relativement rare, ou bien lorsque le malade souffrira de douleurs par trop violentes rendant son existence impossible ; dans ces cas l'on fera soit la néphrectomie pour douleurs (voir l'observation n° 57 de Reliquet), soit la néphrectomie en se persuadant bien qu'on ne fait qu'une opération palliative, commandée par des circonstances spéciales.

D'autre part, l'on conseille la néphrectomie quand on se trouve en présence d'un sujet adulte porteur d'une tumeur rénale à marche relativement lente, sans retentissement bien marqué sur l'état général. Formulée ainsi, la proposition nous paraît fort discutable, et les échecs trop fréquents nous semblent la condamner. En cherchant à pénétrer les causes d'insuccès, on trouve que, la gravité spéciale à la néphrectomie étant réservée, pour les néoplasmes on arrive à conclure que presque toujours on peut imputer la mort à ce fait qu'on avait opéré trop tard. Les ablations sont ainsi trop souvent incomplètes, on laisse soit des noyaux de généralisation dans des organes où l'on ne peut les atteindre, soit même des noyaux ganglionnaires, que leur adhérence avec les gros vaisseaux empêche d'extraire. Quand alors la mort ne survient pas de l'opération elle-même par choc, collapsus, hémorrhagie, péritonite, elle survient plus tard par les progrès de la généralisation.

Est-ce à dire que la néphrectomie doive être abandonnée pour les tumeurs, nous ne le croyons pas, et les cas favorables publiés par Israël, en Allemagne, par Terrillon récemment à la Société de chirurgie, provenant de malades opérés depuis longtemps, mais près du début de leurs accidents, indiquent que l'intervention peut être pratiquée avec fruit.

Mais pour qu'il en soit ainsi il faut pouvoir se rapprocher le plus près possible de la période initiale de la néoplasie ; tous les chirurgiens le reconnaissent, c'est à une intervention précoce qu'il faudra se résoudre, si l'on veut pouvoir faire une opération curative.

Cette intervention précoce ne peut avoir lieu que si l'on peut faire un diagnostic précoce de l'affection ; c'est ce que nous allons essayer d'étudier dans la suite de ce travail, en passant en revue les modes de début du néoplasme.

CHAPITRE IV

Début par les symptômes fonctionnels.

a) HÉMATURIE

L'hématurie est le symptôme fonctionnel le plus important dans les tumeurs malignes des reins. Elle manque dans un certain nombre de cas, mais d'une manière générale on la trouve dans plus de la moitié; s'il s'agit d'un sarcome de l'enfant elle ne se voit guère que dans la proportion de 25 pour cent, si c'est un sarcome de l'adulte c'est 50 0/0, et enfin, si c'est le carcinome, on trouvera 75 0/0.

Son importance, en ce qui concerne l'adulte, est considérable, et si, chez l'enfant, on ne l'observe qu'assez rarement, sa présence, chez lui, n'en fournit pas moins un signe diagnostic de la plus haute valeur.

Mais l'hématurie n'est pas toujours un signe précoce dans les affections malignes du rein, et, surtout chez l'enfant, elle ne se montre que lorsque la tumeur a déjà pris un fort développement. Chez l'adulte, elle a constitué le symptôme initial, avant l'apparition d'une tumeur, dans 26.6 0/0 des observations. Or, dans les conditions où la tumeur n'est pas encore appréciable, on pourrait espérer qu'une intervention surprît le mal au moment où il est radicalement opérable. Il faut donc entrer dans une étude assez longue du symptôme hématurie, pour voir si nous ne pouvons pas en faire une base de diagnostic assurée.

L'hématurie des néoplasmes du rein présente des caractères qui ont été magistralement étudiés par M. le professeur Guyon, notre maître : c'est d'après lui surtout que nous allons les exposer.

Le plus souvent l'hématurie est spontanée ; inopinément le malade, pris d'une envie d'uriner, s'aperçoit avec surprise que son urine est sanglante. C'est au repos que l'incident se produit, sans violence extérieure, ni fatigue ressentie préalablement par le sujet. C'est la règle, mais exceptionnellement un traumatisme peut être l'occasion de ce pissement de sang, et la chose ne laisse pas que d'égarer le diagnostic. Quelquefois l'hématurie est produite par une simple exploration de la région lombaire faite par le chirurgien, cela est intéressant à signaler. Mais d'une manière générale, c'est sans cause appréciable que l'hématurie apparaît, et d'ailleurs les nouvelles attaques qui se reproduisent à intervalles variables prennent bientôt ce caractère de spontanéité si remarquable dans les hémorrhagies néoplasiques du rein. Pour la durée de la crise, pour son intensité, pour la quantité du sang perdu, les mouvements ni le repos n'ont d'influence. Le hasard seul paraît régler la durée et l'intensité de l'accident. Il semble déjà là y avoir un élément important pour différencier les hématuries néoplasiques des hématuries par corps étranger. Ce signe n'est malheureusement pas absolu.

Le pissement de sang se fait souvent sans douleur, mais souvent aussi il se produit une crise douloureuse, vive, à douleur irradiée des lombes vers l'hypogastre en suivant le trajet de l'uretère ; c'est, en somme, une colique néphrétique, déterminée par le passage dans l'uretère de caillots plus ou moins volumineux ; ces douleurs, que nous retrouverons ailleurs, sont, dans une même crise, le plus souvent le prélude de l'expulsion des caillots et il n'est pas rare de les voir précéder l'hématurie, ou la réapparition du sang. L'un des caillots ayant momentanément interrompu la continuité du calibre de l'uretère, ce n'est qu'après son expulsion que, les douleurs cessant, l'urine devient franchement sanglante.

L'urine est le plus souvent de coloration uniforme, variant du rouge noirâtre au brun, et l'on a dit que cette coloration foncée indiquait une origine rénale. Nous verrons tout à l'heure ce qu'il en faut retenir. En général, et l'on peut s'en assurer en faisant uriner le malade dans trois verres, la coloration est aussi forte au commencement, au milieu et à la fin de la miction : ce fait est très important.

Avec le sang mélangé à l'urine le malade pisse des caillots, sur lesquels on a beaucoup disserté. En général, ces caillots sont irréguliers, les uns courts et comme déchiquetés, les autres épais, sans forme spéciale, mais une variété, qu'on voit plus rarement, mérite d'être mentionnée. Il arrive parfois, et par la lecture de nos observations on peut s'assurer du fait, que des malades pissent de longs caillots, vermiformes, les uns n'offrant que quelques millimètres de large, les autres rappelant la forme de ficelles ; leur longueur que nous avons trouvée de dix-sept et dix-huit centim., peut aller jusqu'à vingt-deux, comme Guillot en cite un exemple. Ces caillots se brisent souvent dans la vessie, mais quand on en constate un dans l'urine on peut être à peu près certain qu'il vient de l'uretère et du rein.

Ces caillots peuvent provoquer de la rétention d'urine, soit d'emblée, soit interrompant la miction, par l'engagement d'un d'eux dans l'urèthre. Cette rétention peut nécessiter le cathétérisme, et l'on comprend combien il importe que ce cathétérisme soit aseptique, pour éviter de contaminer une surface si facilement absorbante.

La présence du sang se décèle le plus souvent facilement, quelquefois cependant il faut avoir recours au microscope. Celui-ci, même dans les périodes qui paraissent ne pas fournir de sang, décèle assez souvent dans l'urine la présence de globules rouges plus ou moins abondants, et plus ou moins déformés ; il montre encore des éléments importants constitués par des cylindres hématiques et des cylindres épithéliaux provenant des tubes du rein et indiquant manifestement l'origine rénale de l'hématurie.

L'hématurie présente dans les affections du rein un caractère intéressant qui manque fréquemment, mais qui constitue quand on l'observe une forte présomption en faveur du rein. Dans la même journée, cela est consigné dans nombre d'observations citées plus loin, on voit l'urine devenir alternativement claire et sanglante; les mictions sanglantes remplaçant des mictions claires sans ordre régulier. Ce phénomène dû à l'oblitération passagère de l'uretère par un caillot paraît pathognomonique de l'hématurie rénale.

La quantité de sang rendue à chaque attaque est variable : quelquefois elle est très abondante et, se répétant à intervalles rapprochés, peut arriver à épuiser rapidement le malade et fournir ainsi l'indication d'une intervention chirurgicale même si cette opération ne doit être que palliative. Mais ce fait est assez rare, et le plus souvent l'hémorrhagie est moins abondante que les hémorrhagies des néoplasmes vésicaux.

La durée de chaque attaque est courte ; elle est de quelques jours, 4 à 6 ; quelquefois elle se continue plusieurs semaines ou plusieurs mois. L'hématurie peut devenir continue dans la période ultime de la maladie.

Les attaques se succèdent à intervalles plus ou moins éloignés. Un bon caractère est leur intermittence, après trois ou quatre jours elles disparaissent. Les périodes de calme vont de plusieurs semaines à plusieurs mois, quelquefois plusieurs années. D'ordinaire, les hématuries se rapprochent à mesure que progresse la maladie, mais dans des cas moins fréquents, le phénomène se montre dans la première période de l'affection pour disparaître ensuite, ainsi que Dickinson en rapporte un cas, et Roberts plusieurs.

En somme, la spontanéité, la répétition, la durée et l'abondance, avec souvent des douleurs précédant l'hématurie sont des signes qui, pris individuellement ne sont pas pathognomoniques, mais qui, associés, caractérisent assez bien l'hématurie rénale néoplasique.

En résumé, l'hématurie est sujette à de grandes variations

chez l'adulte. Rohrer en fait trois types : 1° hématurie aiguë avec symptômes généraux graves, si elle est abondante ; 2° hématurie peu abondante sans symptômes ; 3° hémorrhagie si minime qu'il faut le microscope pour la constater.

Chez l'enfant, pour être beaucoup plus rare, l'hématurie n'en offre pas moins les mêmes aspects que chez l'adulte, nous retrouverons tout à l'heure au diagnostic différentiel, les affections qui pourraient prêter à confusion.

L'hématurie chez l'adulte, comme chez l'enfant, s'accompagne de certaines modifications de l'urine, sur lesquelles nous aurons à revenir.

Reconnaître la présence du sang dans l'urine est chose ordinairement aisée, aussi n'insisterons-nous pas sur la technique de la recherche du sang dans les urines. Mais le point important ici est la recherche de la source de cette hématurie.

Ne perdons pas de vue qu'il s'agit de l'hématurie précoce sans autres signes que quelques douleurs concomitantes, plus ou moins bien limitées.

La coloration des urines hématuriques n'indique pas leur origine, comme on l'a voulu dire, et M. Guyon insiste pour faire remarquer que l'examen de la seule urine sanglante ne permet pas une diagnotic précis.

C'est par un examen attentif du malade qu'on poura se rapprocher de la vérité.

Nous pouvons d'emblée éliminer toutes les affections de *l'urèthre antérieur*, traumatiques le plus souvent; dans lesquelles la sortie du sang se fait en dehors des mictions et constitue de l'uréthrorrhagie et nullement de l'hématurie.

Les affections traumatiques portant sur *l'urèthre postérieur* (chutes, coups de pied, cathétérismes) donnent des hématuries qui se montrent au début de la miction, qui sont d'abondance variable, durent un temps indéterminé, mais ne se répètent plus une fois que la crise est passée, et qui se distinguent encore par la notion de l'étiologie.

L'hématurie des *prostatiques* peut se faire au début de la miction, mais souvent aussi le sang se mélange à l'urine comme dans les hématuries vésicales; et les phénomènes concomitants (fausses routes possibles) l'examen de la région prostatique, le cathétérisme, le toucher rectal feront facilement trouver le point de départ. Les néoplasmes prostatiques se diagnostiqueront aussi par leurs signes propres.

Les affections de la *vessie* sont plus importantes.

Eliminons tout d'abord les *cystites aiguës et chroniques d'origine blennorrhagique*, dans lesquelles le pissement de sang, d'ordinaire peu abondant, ne se fait guère que vers la fin de la miction. Les autres troubles du côté de l'urine, sa purulence : les phénomènes de fréquence de miction, douleurs spéciales, la notion de l'étiologie, le traitement argentique, dont l'action est si remarquable, permettront le diagnostic, même si, par exception, l'hémorrhagie était assez abondante.

L'élimination des *calculs vésicaux* sera également facile dans la majorité des cas. Outre que l'hématurie n'a pas le plus souvent une abondance notable, les conditions dans lesquelles elle se reproduit, l'influence de la fatigue physique, de la locomotion, de la trépidation des véhicules qui ramènent la douleur et l'hématurie ; l'influence favorable du repos, qui fait taire tous les symptômes, permettront déjà l'élimination du calcul vésical. Au surplus, dans les cas complexes, l'exploration de la vessie avec les explorateurs à boule et surtout avec les explorateurs métalliques permettra de lever tous les doutes ; à moins de cas, malheureusement possibles, de coïncidence entre une affection calculeuse et une affection néoplasique.

La *tuberculose de la vessie* prêtera plus facilement à la confusion ; ses hématuries sont spontanées, intermittentes, à intervalles plus ou moins éloignés ; dans les cas favorables, on reconnaîtra leur étiologie à des lésions de tuberculose sur l'appareil génital, qui sont presque la règle, mais dans certains cas ces lésions génitales font défaut. Le diagnostic peut cependant se faire d'habitude ; les hématuries de tuberculose vésicale sont passagères, surviennent au début de l'affection, puis disparaissent quand celle-ci s'établit : elles sont moins abondantes. La cystite, avec ses troubles, s'établit bientôt, et enfin dans les cas plus complexes, la recherche des bacilles de Koch dans l'urine, et l'état général du malade seront utilisés.

L'hématurie de la *rétention d'urine* peut, dans certains cas, faire commettre une erreur ; mais la notion de l'obstacle (prostatique souvent), la marche de l'hématurie qui cède pour ne plus revenir à mesure que l'évacuation régulière de la vessie se fait sera d'un grand secours, et évitera la confusion avec la rétention dans les hématuries néoplasiques.

Les *néoplasmes de la vessie* sont de toutes les affections, que nous venons d'étudier, celles qui peuvent le plus prêter à l'erreur. Les hémorrhagies sont ici spontanées, elles sont répétées, elles sont abondantes. Il y là presque les signes des hématuries que nous avons décrites plus haut. Notre maître, M. Guyon, donne cependant des signes différentiels ; l'intervalle qui sépare les hématuries vésicales est moins long que pour les rénales, celles-ci sont moins fréquentes que celles-là. La durée est plus longue dans les néoplasmes vésicaux que dans les néoplasmes rénaux. Tous ces signes sont importants ; pourtant M. Guyon ajoute: « Après avoir cru que la marche des hématuries peut éclairer sur les origines, je suis obligé de convenir qu'il y a trop d'exceptions pour que l'on puisse en tirer un caractère à peu près certain ».

Une autre importance doit être attribuée à la recherche suivante. Si le malade est observé dans un moment où il pisse peu de sang, le cathétérisme évacuateur ramènera une urine dont les dernières gouttes seront plus colorées, en particulier si l'on recueille dans un verre le contenu de la sonde elle-même. Si d'autre part le malade est en hématurie, on fait d'abord un lavage pour débarrasser la vessie de tout le sang qu'elle contient : vers la fin de l'opération, surtout si on a soin de laisser quelques instants la sonde en place, on ne tarde pas à voir le liquide ressortir sanguinolent, et si on enlève la sonde en fermant son extrémité libre, le liquide qui s'y trouvait contenu et qu'on recueille dans un verre est manifestement sanguinolent, toujours plus coloré que le premier. Dans la presque totalité des cas on peut affirmer l'hématurie vésicale. Ce signe est presque pathognomonique. Pourtant chez le malade de notre observation 2, les explorations de ce genre pouvaient faire penser à une hématurie vésicale. Il y avait cependant néoplasme rénal. Si le signe, fourni par la coloration plus foncée de la fin des lavages, s'est trouvé en défaut, c'est que, comme l'a fait remarquer Albarran à la Société anatomique, nous avions affaire à une hémorrhagie tellement abondante du rein que la vessie se remplissait immédiatement.

Gardons, par conséquent, toute la valeur que M. Guyon a donnée à l'étude de l'hématurie vésicale ; mais n'oublions pas l'exploration de la vessie. Il faut, la vessie vide, explorer par le toucher rectal et le palper abdominal, hypogastrique, combinés, s'assurer qu'il n'y a pas d'épaississement de la vessie, de son bas-fond particulièrement. On saura de même si la dégénérescence néoplasique n'a pas envahi la prostate.

Mais quelquefois on doit employer le cathétérisme explorateur ; celui-ci expose à des hémorrhagies formidables ; quand elles sont moins abondantes, ces hématuries, par leur persistance après l'exploration, sont encore un bon signe de tumeur vésicale.

Bien entendu, s'il existait des phénomènes du côté du rein, en particulier une tumeur, les recherches seraient facilitées, mais dans les cas d'hémorrhagies du début, cela nous manque. L'exploration vésicale faite comme plus haut peut encore laisser subsister un doute dont il faut sortir : surtout si l'on a affaire à ces petites tumeurs vésicales qui n'ont que peu de tendances à infiltrer le bas-fond à leur première période, dont le volume est trop petit pour être apprécié au palper bimanuel mais dont les hématuries peuvent prêter à confusion. C'est ici que l'on fera intervenir un moyen d'exploration important, la cystoscopie.

Nous parlerons dans un prochain chapitre de la cystoscopie disons de suite que dans bien des cas elle peut être d'un précieux sinon indispensable concours pour le sujet dont nous nous occupons. Souvent elle permettra d'éliminer les parties inférieures de l'arbre urinaire. Il ne restera plus à mettre en cause que les portions supérieures : l'uretère et le rein.

Mais déjà l'étude histologique du dépôt trouvé dans l'urine, la présence de cylindres hématiques signalés plus haut et qui n'appartiennent qu'au rein ; l'étude des caillots allongés, l'intermittence dans une même journée et l'alternance des mictions claires et sanglantes dans les vingt-quatre heures, se répétant à plusieurs reprises, la coexistence de douleurs le long des uretères permettaient de penser au rein. Pour ce qui est de la forme des caillots, il faut pour lui donner quelque valeur que ces caillots aient une longueur de plus de quinze centimètres et une épaisseur peu accentuée : des caillots allongés peuvent aussi se former dans l'urèthre, mais ceux-ci ne dépassent guère 8 à 10 centimètres et ils sont toujours beaucoup plus volumineux.

De toutes les particularités relatées plus haut l'on est arrivé à la conclusion que l'hématurie vient du rein ou de l'uretère, le problème pour être plus restreint n'en est pas résolu.

Les affections *urétérales* ou bien donnent peu d'hématuries, ou bien s'accompagnent de troubles urinaires, purulence principalement, qui permettent le diagnostic.

De même pour les *pyélites*, et les *pyélonéphrites*, dont cependant l'erreur pourrait provenir si elles accompagnaient une tumeur du rein. Le cas est tout à fait exceptionnel.

Les affections aiguës, *néphrites*, etc. qui donnent de l'hématurie, les néphrites infectieuses pourront aussi être éliminées par les phénomènes concomitants. Il sera aussi facile d'éliminer les hématuries du *scorbut*, du *purpura hémorrhagique*, des *hémophiliques*, où des hémorrhagies d'autres organes se rencontreront.

L'hématurie *des pays chauds* est quelquefois plus difficile à distinguer, l'étude des commémoratifs sera utile, mais surtout celle de la marche de l'accident. On a conseillé aussi la recherche d'œufs de parasites dans les urines, et en particulier de la Billharzia hæmatobia.

L'hématurie produite par le *strongle géant du rein* se rapproche parfois de celles des néoplasmes. L'étude attentive des urines fera reconnaître souvent, soit des fragments importants de ce ver, comme nous en citons un exemple dans les observations, soit des œufs de cet helminthe. Dans quelques cas, où ce constat ne pourrait être fait, le diagnostic pourrait devenir assez difficile, même quand une tumeur a été constatée.

Mais les affections du rein les plus importantes et quelquefois les plus difficiles à distinguer du cancer sont la tuberculose et le calcul du rein.

L'hématurie du *calcul du rein* offre dans la majorité des cas des particularités bien tranchées qui permettent d'en affirmer la nature. Ces hématuries sont rarement spontanées, elles sont presque toujours provoquées par le mouvement, le cahot d'une voiture, et au contraire disparaissent avec le repos. Cette modalité est fort importante; comme le fait remarquer M. Guyon, si cette hématurie par fatigue ne s'observait que chez les calculeux sa valeur séméiologique serait absolue, mais elle se rencontre aussi dans certains états congestifs entretenus par un néoplasme. Cependant, dans ce dernier cas, l'influence du repos est, sinon nulle, du moins beaucoup moins sensible que pour le calcul. Il n'empêche que, même après une exploration du rein par les aiguilles, l'erreur de diagnostic a été commise et plusieurs observations de néphrectomie pour cancer indiquent que l'opération avait été entreprise contre un calcul rénal supposé. On a dit aussi, et c'est la grande majorité des cas, que l'hématurie calculeuse avait une moindre abondance que l'hématurie néoplasique, des exceptions se sont vues qui ont gêné beaucoup le diagnostic.

Les *traumatismes* de toutes sortes qui viennent agir sur le rein sont souvent l'occasion d'hématuries; celles-ci après une

durée variable, où elles sont continues, cessent pour ne plus
reparaître. La notion du traumatisme est très utile, bien que
dans certains cas un cancer du rein, latent jusque-là, puisse saigner pour la première fois à propos d'une violence extérieure. Il
suffit d'être prévenu de cette possibilité.

La *tuberculose du rein* est la plus difficile à distinguer. Ses
hématuries sont spontanées, intermittentes revenant à intervalles
réguliers. Leur abondance est pourtant moindre. Mais dans quelques cas la confusion est facile. Il y a, le plus souvent, des signes
de tuberculose génitale, mais ces signes peuvent manquer et
l'embarras du clinicien est grand. Certains chirurgiens conseil-
lent de faire, comme nous le dirons plus loin l'incision exploratrice, et d'aller au rein qui saigne qu'il soit tuberculeux ou
cancéreux. La marche clinique de la tuberculose rénale fournit
pourtant d'autres indications intéressantes : en effet l'inflammation s'empare bientôt de l'organe et le malade rend des urines
purulentes avec les symptômes de pyélite ou pyélonéphrite.
L'examen microscopique des urines sera également d'un grand
secours.

De l'étude des hématuries et de la cystoscopie on a déduit
qu'il s'agit d'un néoplasme rénal, peut-on par l'étude des autres
modifications de l'urine arriver à confirmer ou infirmer le diagnostic ? A la période initiale, quand la tumeur n'est pas encore
appréciable, il ne faut pas espérer trouver, dans les dépôts formés
dans l'urine, de ces débris épithéliaux auxquels on attribuait
autrefois tant d'importance pour le diagnostic du cancer, mais
surtout on n'aura pas à sa disposition des fragments de tumeur
comme quelques auteurs en ont décrit. Ceci se voit dans la
période ultime de l'affection, et manque dans les hématuries au
début.

La présence de petits calculs, de graviers, de sable, surtout
si leur émission coïncide avec l'hématurie pourra presque sûrement faire éliminer le néoplasme en faveur du calcul, sauf pourtant
si les deux affections existent simultanément, ce qui n'est pas

impossible ; et l'on a même opéré des malades qui, rendant de la gravelle, passaient pour calculeux rénaux et n'étaient que néoplasiques.

La présence du pus dans l'urine indique au début d'autres affections que le cancer ; car si dans ce dernier cas, la complication inflammatoire peut se produire, elle est le plus ordinairement tardive.

Peut-on enfin, comme le pense Rommelaere et comme l'admet Thiriar, par l'analyse clinique de l'urine arriver à diagnostiquer une affection néoplasique, et caractériser d'une manière précise comme tumeur maligne, ce que l'hématurie nous faisait déjà soupçonner, une lésion rénale quelconque. Ce serait par la diminution de l'urée quotidiennement rendue que ce diagnostic se ferait. Pour être utile, cette analyse doit porter sur un échantillon total de la miction des vingt-quatre heures, elle doit être faite à plusieurs reprises, pendant plusieurs jours pour avoir une moyenne. Le malade doit être exempt de lésions tuberculeuses ou d'albuminurie de cause enchymatique rénale. Il faut en outre tenir compte de son régime, de son état fébrile ou d'apyrexie. Si dans ces conditions les analyses donnent un chiffre d'urée inférieur à 12 grammes par vingt-quatre heures, il y a lieu d'admettre la malignité de l'affection abdominale. Si cette analyse est utile quand il y a tumeur et qu'on hésite entre sa bénignité et sa malignité, pour le chapitre qui nous occupe, nous n'y trouverons pas d'élément de diagnostic suffisant, puisqu'il nous faudrait éliminer d'abord la tuberculose : de plus il peut faire défaut dans les cas de cancer (voir obs. 12).

Nous sommes, par suite de l'étude attentive du symptôme, arrivés à penser à une affection maligne du rein : nous disons penser et non affirmer. Mais le problème n'est pas résolu. A quel rein, droit ou gauche, faut-il rattacher la néoplasie ? Peut-on par l'hématurie, sans la tumeur ni les autres signes que la douleur d'expulsion des caillots, préciser le point de départ ?

Nous reviendrons dans un prochain chapitre sur ces douleurs

dans le cancer du rein. Pour celles qui accompagnent les hématuries du début, quelques-unes sont nettement localisées et se répétant toujours au même point permettent l'affirmation de la lésion de l'un ou l'autre rein. Mais, souvent aussi, il faut un certain temps avant de pouvoir être fixé, et chez notre malade de l'observation 1, ce ne fut qu'à la cinquième et à la sixième crise, à laquelle il nous fût donné d'assister, que la localisation se manifesta. Auparavant, le sujet indiquait aussi bien le côté droit que le gauche et le diagnostic était en suspens.

Cette recherche du côté qui saigne est de la plus grande importance, quand il n'y a pas encore de tumeur. Les moyens d'investigation qu'on a proposés sont très nombreux. Ces moyens, qu'on a également employés pour chercher si la lésion n'était pas bilatérale si, quand il y a tumeur d'un côté, le rein opposé n'est pas lui-même malade d'une manière quelconque, ces moyens sont très nombreux.

On a proposé d'explorer les deux régions rénales par une main introduite dans le rectum et remontant aussi loin que possible. Cette exploration, qui paraît donner des résultats médiocres, expose à des accidents graves, comme la déchirure du rectum.

On a essayé, encore par la voie rectale, d'aller jusqu'à la bifurcation des vaisseaux iliaques primitifs, comprimer l'uretère supposé malade, ou successivement les deux uretères pour recueillir l'urine de l'un et l'autre rein alternativement.

On a proposé d'inciser sur le trajet d'un des uretères, celui qu'on suppose appartenir au rein malade et d'y appliquer une ligature momentanée.

Par un cathéter placé dans la vessie, on a proposé de comprimer l'un des uretères, ou bien encore le même résultat serait obtenu par un ballon rempli de mercure, ou bien l'occlusion de l'orifice uréthral serait faite par un instrument ad hoc.

Chez la femme, on a conseillé de créer une fistule vésico-vaginale pour aller par là cathétériser les uretères.

Chez l'homme, la taille hypogastrique fournirait une voie d'abord des uretères.

Simon fait la dilatation de l'urèthre chez la femme et explore le trigone et les uretères.

Stein a fait construire un appareil ainsi constitué : une grosse sonde béquille creuse, n° 30 de la filière Charrière, terminée par un bec très court ayant un œil sur la concavité du bec : sur la convexité existe un orifice beaucoup plus large. Dans cette sonde glisse un tube plus petit, terminé à son extrémité vésicale par une espèce d'entonnoir en caoutchouc qui peut se tenir replié dans la sonde ; par son autre extrémité s'adapte un petit aspirateur composé d'un ballon en verre et d'une poire en caoutchouc. On introduit la sonde dans la vessie, quand on est sûr d'y être arrivé (écoulement d'urine), on continue à introduire l'appareil jusqu'à ce que le bec de la sonde vienne buter contre la paroi postérieure de la vessie au niveau du trigone ; on fait alors glisser le tube intérieur et dans cette manœuvre l'entonnoir sort par l'ouverture inférieure de la sonde. Comme cet entonnoir a 2 centimètres de diamètre, il s'adapte, paraît-il, exactement sur la région de l'un ou l'autre des uretères, on fait fonctionner la poire aspiratrice, l'urine vient se rendre dans le ballon de verre. Cette manœuvre se répète pour l'autre uretère, et par comparaison l'on s'assure de l'état des reins. Les difficultés doivent être assez grandes pour se mouvoir ainsi dans la vessie, d'ailleurs Stein n'a guère opéré que sur le cadavre.

Un procédé beaucoup plus pratique, est le cathétérisme des uretères tel que le pratique Pawlik, qui a fait construire un instrument spécial, ou comme on peut le faire à l'aide des cystoscopes.

Enfin et surtout la cystoscopie peut nous fournir d'excellents renseignements : elle peut, comme nous le dirons plus loin, permettre dans des cas favorables d'observer l'orifice urétéral qui saigne, et faire faire avec assez de facilité le cathétérisme des deux uretères.

Dans certains cas, enfin, tous ces moyens d'investigation seront impraticables, ou incapables de nous renseigner, c'est alors qu'il faudra avoir recours à l'incision exploratrice, sur laquelle nous n'insistons pas trop ici, ayant à y revenir dans un chapitre ultérieur.

Avant de quitter la question de l'hématurie, disons quelques mots de sa valeur dans l'enfance.

Seibert classe ainsi l'hématurie chez l'enfant :

1° Hématurie chez des enfants de bonne santé apparente, soit non accompagnée de douleurs, soit précédée de douleurs ; et dans ces cas l'hématurie par lithiase est moins abondante et toujours précédée ou accompagnée de douleurs, tandis que dans les dégénérescences malignes la douleur cesse quand le sang apparaît (?).

Le rein tuberculeux est rare chez l'enfant et ne se voit guère que dans la tuberculose généralisée.

2° Hématurie chez des enfants en mauvais état de santé, sans qu'il y ait de cause apparente. Cela est rare, car la tumeur est généralement perçue auparavant.

3° Hématurie se rencontrant chez des enfants pendant ou peu après une attaque de maladie infectieuse ; celle-ci n'est jamais aussi abondante que dans les tumeurs du rein.

4° Hématurie dans le cours d'une inflammation chronique des reins. Si l'hématurie arrive sans symptôme d'exacerbation aiguë de l'affection chronique, penser au cancer quand on aura éliminé le calcul.

Nous y ajouterons les parasites du rein, et nous conclurons que si l'hématurie chez l'enfant est d'une grande valeur quand elle est associée à d'autres symptômes, seule comme signe précoce, et sans le secours de l'exploration, elle est d'une valeur insuffisante pour asseoir un diagnostic précis.

b). DOULEURS. — CACHEXIE

Les néoplasmes du rein peuvent encore débuter soit par des

douleurs lombaires, soit par un amaigrissement inexpliqué jusqu'à la constatation d'autres signes.

Dans 28 0/0 des cas les douleurs ont été le premier phénomène observé chez l'adulte, chez l'enfant ce n'est que dans la proportion de 7 0/0. L'amaigrissement s'est vu au début, dans 18 0/0 des cas chez l'adulte et dans 14 0/0 chez l'enfant.

Les douleurs manquent rarement quand la maladie est constituée, on le voit dans 80 0/0 des observations : chez les enfants, où cependant les tumeurs acquièrent vite un grand volume, les douleurs manquent souvent. Cela paraît tenir à la mollesse fréquente des tumeurs des enfants, contrastant avec la fermeté de celles des adultes.

Constituant le premier symptôme, les douleurs siègent dans la région lombaire, intéressent l'hypochondre, et de là s'irradient vers les régions voisines. Elles vont vers le thorax, comme des névralgies intercostales, vers les membres inférieurs, où elles revêtent la forme de sciatique, comme chez notre malade de l'observation n° 4, ou de névralgie crurale. Le plus souvent elles suivent le trajet des uretères et vont vers les testicules rappelant la colique néphrétique.

D'ordinaire, cette douleur est une sensation de pesanteur, de tiraillement, plutôt que de crises aiguës. Ces crises aiguës se produisent parfois, sans cause appréciable, mais le plus souvent à l'occasion d'une hématurie et on a alors la colique néphrétique.

Au début, ces douleurs sont peu vives, plus tard elles peuvent s'exagérer beaucoup, et, même alors que la cure radicale du néoplasme est reconnue impossible, les douleurs peuvent devenir l'indication d'une intervention qui ne peut être que palliative.

Des variétés de propagation. Roberts a cherché à tirer des renseignements sur le siège de la tumeur au début. Pour lui, la propagation douloureuse intercostale serait l'indice d'une tumeur de l'extrémité supérieure du rein, et la propagation névralgique lombaire d'une tumeur de l'extrémité inférieure. Cela paraît tout à fait théorique, et la déduction du siège du néoplasme ne peut pas se faire si rigoureusement.

Si la douleur devient vive et permanente on peut augurer que la tumeur a dépassé ses limites normales, et comprime directement le nerf intéressé.

Les irradiations peuvent égarer le diagnostic. Une des plus tardives est la douleur sur le trajet de la colonne vertébrale, vers la fin de la région dorsale, ou la région lombaire, qui, jointe à une douleur à la pression sur les apophyses épineuses, indique l'envahissement des vertèbres par le néoplasme, contre-indique formellement une tentative opératoire.

Une autre irradiation peut se voir vers la vessie, simulant les crises de névralgies vésicales, et pouvant (Morris) devenir assez intenses pour égarer le chirurgien du côté d'une affection de la vessie.

L'exploration de la région lombaire, la palpation, la percussion, la pression n'ont que peu d'influence sur ces douleurs, et le plus souvent sont négatives. Le caractère négatif est important au début, pour éliminer les affections inflammatoires, pyélites, pyélonéphrites, pyonéphroses, qui d'ordinaire sont douloureuses à la pression directe. Dans un cas récent, publié par M. Brault (obs. 63), on note des phénomènes douloureux intenses qui font que M. Brault le qualifie de forme douloureuse, les détails de l'autopsie expliquent ces douleurs ; mais il y a eu, en outre, des phénomènes locaux qui pouvaient faire admettre une périnéphrite, l'incision exploratrice, faite par M. Th. Anger, n'a donné que des résultats négatifs. Chez les calculeux du rein, une pression et surtout une percussion brusque, faite sur la région rénale détermine aussi une douleur spéciale, comme un coup de couteau et qui paraît caractéristique.

D'autres caractères importants appartiennent aux douleurs néoplasiques. Elles sont spontanées, apparaissent sans cause bien appréciable, et disparaissent de même ; la marche, les mouvements, les efforts n'ont pas d'influence manifeste. Ce fait, que nous avons observé dans les hématuries, distingue les douleurs néoplasiques des douleurs calculeuses ; mais il peut se trouver en défaut, et dans le cas que nous devons à l'obligeance de M. S e g o n d les douleurs réapparaissaient à l'occasion de fatigues et avaient fait penser à un calcul dont, ainsi que les hématuries qu'elles accompagnaient ou précédaient, elle rappelaient les allures. Il s'agissait pourtant d'un sarcome alvéolaire.

En somme, la douleur est souvent un symptôme précoce, mais elle n'a pas de caractères assez nets, au début, pour attirer l'attention du côté du néoplasme rénal. Cependant l'intensité et la persistance des douleurs doivent, dans certains cas, faire admettre l'hypothèse de néoplasme rénal, jusqu'à ce que la marche de l'affection ait fait éliminer ce diagnostic.

Quand les douleurs accompagnent les hématuries, elles peuvent fournir des indications importantes pour faire penser à l'origine rénale de celles-ci ; mais elles ne peuvent quelquefois indiquer le côté intéressé : comme nous l'avons vu à notre paragraphe hématurie, chez notre malade n° 1, les quatre premières crises n'avaient fourni aucune indication bien nette du côté malade, il en fallut une cinquième et une sixième pour nous être utilisables. C'est qu'en effet les douleurs qui siègent ordinairement d'un seul côté, peuvent exceptionnellement occuper les deux.

La douleur donc, si elle est seule, est insuffisante pour faire faire un diagnostic précoce, elle ne peut être qu'un signe de présomption ; si elle accompagne l'hématurie, ce qui est très fréquent, sa valeur augmente, enfin avec la tumeur elle n'a plus qu'une valeur secondaire, pouvant seulement par son exagération fournir un motif d'intervention.

Quant à l'amaigrissement inexpliqué, la perte des forces, qui peuvent constituer quelquefois le début des néoplasmes du rein, ils n'offrent pas de caractères nets. Ils peuvent attirer l'attention du côté de l'abdomen, en y faisant soupçonner un néoplasme ; mais le siège de ce néoplasme ne se trouvera que par un examen attentif de tous les viscères abdominaux et du rein. Si la tumeur rénale n'est pas appréciable le diagnostic restera en suspens.

En général on voit les néoplasiques rénaux conserver pendant, assez longtemps, deux et trois ans, les apparences d'une bonne santé, ce n'est que vers la fin que les fonctions digestives s'entravent ; chez les enfants cette conservation de l'appétit contraste avec l'amaigrissement et la perte des forces.

Plus tard, la cachexie survient, il faut distinguer la cachexie cancéreuse, où manque souvent la teinte jaune paille, de la cachexie produite par les hémorrhagies. De celle-ci les malades se relèvent quelquefois d'une manière étonnante, l'autre est progressive.

CHAPITRE V

De la cystoscopie.

Dans le chapitre Hématurie, nous avons accordé aux examens endoscopiques une importance considérable pour la recherche de l'origine de l'écoulement sanguin. Sans avoir une valeur absolue, la cystoscopie est d'une utilité assez grande pour nous engager à nous y arrêter un instant.

Nous n'avons pas la prétention de traiter à fond toute la question de l'endoscopie vésicale, nous n'indiquerons ici, et encore assez rapidement, que les divers modes d'investigation auxquels on peut avoir recours, et, en particulier, ceux dont on se sert journellement au service de la clinique des voies urinaires de la Faculté à l'hôpital Necker.

Desormeaux, le premier, fit des recherches intéressantes sur l'endoscopie, mais c'est surtout depuis une douzaine d'années que la cystoscopie commença à se développer.

Actuellement deux grandes méthodes se partagent, inégalement pourtant, la faveur des chirurgiens.

L'une est la cystoscopie à lumière externe, procédé de Grünfeld; l'autre est la cystoscopie à lumière interne, à lampe incandescente intravésicale, procédés de Nitze, Leiter, Boisseau du Rocher, etc.

Les deux méthodes ont leurs avantages et leurs inconvénients.

Nous empruntons une partie des détails qui suivent à une communication qu'a bien voulu nous faire notre ami et collègue J. Janet, chargé du service d'endoscopie à lumière externe, dans la clinique de notre maître M. Guyon. Ces détails ont trait à la méthode de Grünfeld.

Quand on veut avoir une vue d'ensemble de la vessie, les cystoscopes à lumière intravésicale (Nitze, Leiter, Boisseau du Rocher) sont de beaucoup préférables, mais, à part quelques dispositions spéciales, ils deviennent impuissants en cas d'hémorrhagie abondante, et surtout quand la cavité vésicale n'a qu'une faible capacité. Dans ces conditions il faut se servir des endoscopes à lumière externe (Grünfeld). Ceux-ci doivent encore avoir la priorité quand il s'agit d'examiner une vessie de femme, pour n'en voir qu'une petite surface et en particulier les orifices urétéraux. Pour les hommes, l'instrument de beaucoup le plus avantageux est l'endoscope courbe, fenêtré de Grünfeld, n° 24, de 15 à 16 cent. de long ; pour les femmes c'est l'endoscope droit fenêtré de 10 cent. On peut également se servir d'endoscopes droits ouverts, qui permettent de s'appliquer contre la paroi vésicale ou contre la surface de la tumeur, laissant ainsi voir les parties sans l'intermédiaire d'aucun verre. Cette manière d'opérer permet de faire directement le cathétérisme des uretères chez la femme, et de sectionner un petit fragment de tumeur pour en faire l'examen histologique.

Ces endoscopes, s'ils ne font voir que quelques millimètres de la surface vésicale, la montrent au moins en grandeur, position et coloration naturelles, et surtout ont le grand avantage de pouvoir aussi bien fonctionner dans des vessies vides que dans des vessies pleines.

Si la vessie est vide, le champ à explorer est moins vaste, la tumeur, si tumeur il y a, tend à se rapprocher du col et à se présenter d'elle-même au-devant du tube endoscopique.

. L'endoscope de Grünfeld ne permet sans doute pas de délimiter tous les contours, mais il donne la notion de la présence d'une tumeur vésicale, point essentiel, et il en permet l'examen histologique.

Chez l'homme, l'examen et le cathétérisme des uretères se fera mieux avec les cystoscopes à lumière intravésicale.

Chez la femme, le Grünfeld fenêtré ou bien ouvert est au moins aussi utile.

Quand on se sert du tube fenêtré pour le cathétérisme des uretères, on fait pencher la sonde dans la vessie, parallèlement à l'endoscope, et on la guide vers l'uretère sous le regard et à l'aide de l'index placé dans le vagin.

L'exploration de l'uretère se fait au moyen d'une tige métallique à extrémité mobile que Grünfeld a fait construire.

Quand on se sert du tube ouvert, il faut en appliquer l'extrémité contre la région urétérale, dessécher cette région à l'aide de petits tampons d'ouate, il est alors facile de faire pénétrer la sonde directement dans l'orifice urétéral.

L'endoscopie à lumière intravésicale, plus souvent employée, chez l'homme surtout, se fait avec divers instruments ; soit les cystoscopes du type Leiter et Nitze, soit le mégaloscope de Boisseau du Rocher, décrit par cet auteur dans les Annales des maladies des organes génito-urinaires de février 1890.

Les endoscopes de Nitze et Leiter, sont d'un maniement facile, ils ont un pouvoir éclairant très suffisant, ils ont peut-être le défaut d'être un peu courts pour certaines explorations, mais leur calibre n'est pas assez fort pour gêner le cathétérisme, qui est facile chez un homme à urèthre normal et suffisamment préparé ; leur champ de vision est assez large, quoique moins étendu que dans le mégaloscope de Boisseau du Rocher. Enfin, avec les modifications apportées par Brenner d'abord, puis Nitze, l'exploration des uretères est possible.

Le mégaloscope de Boisseau du Rocher est d'un maniement moins facile à cause des grandes dimensions de l'appareil et de son calibre un peu trop fort ; mais il a un champ visuel plus vaste. Il permet surtout d'éviter les cathétérismes successifs qu'on est obligé de faire quand le contenu de la vessie se trouble, et quand on se sert des cystoscopes étrangers, en effet, on peut enlever le tube optique de l'instrument et faire un grand lavage de la vessie, tout en laissant le corps de l'endoscope en place De plus, l'existence de conduits surajoutés en double canon de fusil à la partie inférieure de l'appareil permet le cathétérisme des uretères, et surtout l'entretien d'une irrigation continue de la vessie pendant l'examen, ce qui maintient le liquide dans un état de limpidité assez grand pour laisser faire l'examen : considération importante quand on examine un sujet pendant une période hématurique.

Ce mégaloscope, supporte en outre beaucoup, mieux les hautes températures de l'étuve à désinfection ; il ne s'y altère pas comme les instruments étrangers ; et l'on a de la sorte une garantie plus assurée de se trouver dans les conditions d'asepsie que réclament les examens portant sur l'appareil urinaire.

A Necker, on se sert couramment des cystoscopes autant que du mégaloscope.

Deux cas se présentent pour l'examen endoscopique : ou bien le malade est en pleine hématurie, ou bien il est dans la période interhématurique.

Il faut pour bien faire, l'examiner dans les deux périodes : dans la période interhématurique parce que l'examen de la cavité vésicale sera plus facile, plus net et moins dangereux; dans la période hématurique, parce que c'est alors seulement qu'on pourra espérer surprendre l'uretère qui saigne, et il faudra, s'il est possible, profiter du moment où l'hématurie n'est pas trop abondante, de peur que l'hémorrhagie très intense ne rende toute exploration impossible.

Comment faut-il faire l'examen suivant l'une ou l'autre de ces deux conditions ?

Si nous prenons le sujet dans la période interhématurique, nous opérons ainsi : Tous les instruments dont nous allons nous servir ont été préalablement nettoyés avec le plus grand soin et désinfectés à l'étuve.

Le malade est placé dans la position de la taille périnéale, soit sur le bord de son lit, soit sur un lit spécial, à l'extrémité de ce lit. Le siège est relevé par un coussin : des aides tiennent les cuisses écartées et relevées. Après avoir nettoyé la verge, fait le lavage de l'urèthre antérieur avec de l'eau boriquée, on fait le cathétérisme avec une sonde molle, on évacue la vessie, et on procède au lavage vésical, fait, bien entendu, avec toutes les précautions recommandées en pareil cas par M. Guyon. Si le malade est un peu nerveux, si sa vessie menace d'être trop sensible on pourra y injecter de trente à quarante grammes d'une solution de chlorhydrate de cocaïne à $1/20°$, ou moins, mais la cocaïne a quelquefois produit des accidents sérieux. Si le malade est courageux et sa vessie peu sensible, il n'est pas nécessaire de se servir de cocaïne, et l'examen se fera directement. Pour cet examen, on injecte une quantité variable d'eau boriquée tiède, en évitant de faire entrer en contraction les parois de la vessie. En moyenne 150 gr. suffisent. Cette injection a l'avantage de permettre aux tumeurs de la vessie, s'il s'en trouve, de flotter sur la surface libre et de se laisser mieux explorer. Le liquide introduit, on fait avec l'endoscope, le cathétérisme de l'urèthre ; celui-ci n'offre rien de spécial, c'est, en somme, un cathétérisme métallique, comme avec un lithotriteur. Mais il faut employer comme corps gras destiné à faciliter l'introduction, de la glycérine antiseptisée, car la vaseline ou l'huile rendrait opaque le verre qui forme la lampe à incandescence et la vue serait fortement obscurcie. L'instrument en place, on explore la vessie. On peut, en variant la profondeur à laquelle on enfonce l'instrument, en tournant le bec à droite, à gauche, en bas, en haut, explorer toute la cavité de la vessie, les uretères et le trigone. Les images sont droites pour le mégaloscope, renversées pour le cystoscope étranger. Cette exploration permet de s'assurer de la présence ou de l'absence de tumeurs, d'ulcérations mêmes de corps étrangers.

Mais dans certains cas l'on ne trouve pas de période de calme entre les hématuries, ou systématiquement on fait l'examen en pleine hématurie. Le lavage de la vessie s'impose également pour la débarrasser de ses caillots ; si c'est avec les cystoscopes étrangers l'examen sera des plus difficiles, car chaque fois que le liquide se troublera il faudra enlever l'instrument. Si c'est avec le mégaloscope français, on enlève la partie optique et par la sonde ainsi constituée on fait le lavage qui entraîne les caillots. Mais, la plupart du temps on n'a pas besoin de cette manœuvre, on se contente d'établir, par les deux conduits destinés aux cathéters intérieurs, un courant continu avec lequel dans les cas d'hémorrhagie moyenne, on entretient un liquide limpide, et c'est alors qu'en observant attentivement la région urétérale droite et gauche on pourra dans certains cas, et la chose a été constatée nettement, assister à l'hématurie par l'un des uretères : on voit se produire un jet de sang qui sort brusquement de l'orifice urétéral, forme plusieurs tourbillons, se diffuse dans le liquide de la vessie et disparaît bientôt suivi de nouveaux jets dans les mêmes conditions. La localisation est facile à déduire, et l'origine de l'hématurie est connue.

Il nous a été donné, chez le malade de l'observation 4, d'assister ainsi au saignement de l'uretère droit.

Lorsque l'examen est terminé, on enlève l'instrument et on refait un lavage. Le malade est ensuite réinstallé dans son lit.

Telle est, rapidement tracée, l'endoscopie vésicale. Les avantages sont nombreux ; elle présente une série d'inconvénients qu'il est bon de connaître. Tout d'abord, son emploi n'est possible que lorsque le canal est normal, et qu'un rétrécissement ne vient pas gêner le cathétérisme ; on pourrait à la rigueur pratiquer la dilatation, mais dans certains cas le temps presse et l'endoscopie ne peut se faire. Il n'y a pas trop à se préoccuper de l'hypertrophie prostatique ; à moins d'une hypertrophie excessive, l'instrument qui rappelle les sondes à béquille passera ; chez la femme l'introduction de l'instrument est des plus faciles.

Un autre inconvénient est la chaleur développée par la lampe ; à dire vrai, ce n'est guère qu'après un examen longtemps pro-

longé que le malade signalera cet inconvénient, le double courant
le soulagera. Dans certains cas, et cela surtout avec les cystoscopes
on est allé jusqu'à faire des eschares ; il faut donc manier l'instrument avec précaution.

L'endoscopie a encore été le point de départ d'hématuries
considérables, quand on a eu affaire à des tumeurs vésicales
très friables ; cet accident est assez difficile à prévoir ; mais il se
voit aussi dans presque toutes les explorations intravésicales où
l'on tombe sur un néoplasme.

Enfin, l'endoscopie peut faire pénétrer dans la vessie des
germes pathogènes, et en particulier la bactérie pyogène
d'Albarran et Hallé. Nous en rapportons un cas mortel à
l'observation 2. Mais c'est pour obvier à ce grave accident que
M. Guyon a engagé M. Boisseau du Rocher à rendre son
instrument capable de résister à l'étuve et d'être par suite stéri-
lisé sérieusement. Ce résultat paraît avoir été atteint, sans danger de détérioration.

En somme, on peut se mettre, dans une grande majorité des cas,
à l'abri des accidents. Quels sont les résultats que nous fournit
l'endoscopie pour le diagnostic des tumeurs du rein ? En présence
d'une hématurie à caractères néoplasiques sans tumeur du rein,
l'absence de tumeur de la vessie fera fortement incliner vers une
affection rénale. La présence d'une tumeur vésicale fera presque
toujours éliminer le rein, mais là encore l'erreur doit être évitée
avec soin, car dans certains examens on pourra, si l'on se contente d'une seule exploration, prendre un caillot, qui paraîtra
plus ou moins adhérent à la vessie, pour un néoplasme : l'une de
nos observations le prouve. D'autres fois un seul examen, fait
d'une manière un peu précipitée, laissera inaperçue une petite
tumeur, qui, malgré son volume réduit, peut fort bien être le
point de départ vrai de l'hématurie. Le rein sera mis en cause
quand il ne devra pas l'être. En répétant les examens, cette
erreur pourra être évitée.

La cystoscopie pour une hématurie sans signes physiques concomitants fournira donc, dans les cas favorables, des renseignements précieux pour localiser dans le rein, et même dans l'un des reins, l'origine de l'hémorrhagie.

Mais encore quand on aura, soit par l'examen direct du saignement urétéral, soit par la constatation directe d'une tumeur rénale, quand elle existe, localisé la néoplasie, si l'intervention paraît indiquée, l'endoscopie permettra le cathétérisme de l'uretère du rein supposé sain et qui doit après la néphrectomie rester seul chargé de la sécrétion urinaire, et l'on pourra ainsi, par l'analyse soignée de l'urine, recueillie de la sorte, s'assurer l'intégrité de ce rein. Ce procédé sera bien préférable à ceux dont nous avons parlé dans le chapitre précédent.

La cystoscopie, telle que nous venons de la décrire, est donc un des éléments les plus importants pour un diagnostic précoce du cancer du rein ; elle ne fournit cependant pas dans tous les cas des signes d'une certitude aussi absolue : quant elle réussit, elle indique qu'un rein est en cause, mais elle ne peut faire préjuger, seule, de la nature de ces lésions ; quand elle ne réussit pas, ce qui deviendra de plus en plus rare, à mesure qu'on se perfectionnera dans son emploi, il faudra, toutes les fois qu'on soupçonnera suffisamment le rein, faire une incision exploratrice.

L'incision exploratrice sera encore l'aboutissant des indications fournies par l'endoscopie. Elle sera, du reste, le prélude de la néphrectomie. Nous y reviendrons ultérieurement.

CHAPITRE VI

Début par les signes physiques.

TUMEUR

La tumeur abdominale est le signe le plus constant dans les affections malignes du rein. Elle ne fait défaut que dans une proportion de 3 pour cent des cas ; mais si cette présence 97 fois sur 100 en fait un bon signe dans l'évolution de la maladie, il n'est pas toujours si facile de la constater au début. Quand son volume a atteint certaines proportions, l'intervention chirurgicale a beaucoup moins de chances de succès, que si la tumeur est attaquée à une période rapprochée de son début.

Dans 26.6 0/0 des cas chez l'adulte et 60 0/0 chez l'enfant, la tumeur a été le symptôme initial de la maladie : il est donc nécessaire de rechercher comment l'exploration rénale pourra se faire avec fruit.

C'est des caractères physiques des tumeurs du rein qu'il va surtout être question, et de son exploration.

Les méthodes ont été bien étudiées par M. Guyon, à qui l'on doit, dans le ballottement rénal, un signe de la première valeur, M. Le Dentu, M. Glénard et M. Israël ont fourni des signes intéressants pour l'exploration du rein.

Trois périodes peuvent être considérées pendant lesquelles l'examen de la tumeur du rein fournira des renseignements variés. Une première où la tumeur est peu développée, perceptible au seul ballottement; une seconde où la tumeur moyennement développée fait cependant un relief appréciable à la vue ; une troisième où la tumeur très développée est devenue abdominale, sans que l'on puisse en apprécier le siège. A ces trois périodes de Guillet, pendant lesquelles nous allons essayer de faire le diagnostic, nous en ajouterons une quatrième, ce sera une sorte de période prémonitoire où des symptômes fonctionnels sont seuls constatés et où l'examen physique est silencieux.

Quand la tumeur fait déjà relief (deuxième période de Guillet), quand surtout elle est devenue abdominale (troisième période) il y a trop de probabilités pour une généralisation, pour qu'on puisse intervenir avec fruit, mais comme quelques chirurgiens sont d'avis d'opérer quand même, comme quelquefois pour parer à un accident pressant, il faut intervenir, nous dirons un mot sur le diagnostic, nous réservant d'insister plus longuement sur les cas du début.

Comment faut-il faire l'examen à la période initiale et à la période que nous qualifions de prémonitoire ? Tous les moyens d'investigation devront être employés. Dans les premiers temps de son évolution, la tumeur est presque exclusivement dans la fosse lombaire, elle marche plus tard progressivement vers l'abdomen, vers sa partie antérieure, car, en arrière, le plan résistant des muscles lombaires se laisse difficilement refouler. C'est donc à la fois des signes lombaires et des signes abdominaux que nous rencontrerons.

Au début, la vue fournit peu de renseignements, pourtant dès la première période on pourrait attribuer à l'examen visuel une véritable importance chez les sujets placés dans des conditions favorables, M. Le Dentu se sert volontiers de cet examen.

Il faut avoir affaire à un sujet maigre ou avec peu d'embonpoint, et alors on peut constater une augmentation de volume même peu considérable. Pour ce faire, on place le sujet à quatre pattes, les genoux et les coudes appuyés sur un lit ferme ou un canapé, le derrière tourné vers une fenêtre. L'observateur se place du côté de la tête, bien en face du jour ; il juge par comparaison les deux méplats lombaires.

La *percussion*, au début, fournit fort peu de renseignements.

La *palpation* est beaucoup plus importante. Et d'abord, il faut avoir présents à l'esprit les rapports du rein, sa situation profonde. Par rapport aux téguments le bord externe du rein peut être considéré comme à neuf centimètres de la ligne des apophyses épineuses : en avant, il correspond à peu près au niveau du bord externe du muscle grand droit de l'abdomen. Israël ajoute que si on élève une verticale passant par le milieu de l'arcade de Fallope, l'extrémité inférieure du rein se trouve sur cette ligne à deux doigts au-dessous du rebord costal, c'est là qu'il faudra déprimer la paroi abdominale, pour aller à la rencontre de la face antérieure du rein.

La palpation du rein au début doit être *bimanuelle* ; ses règles en ont été remarquablement indiquées par M. Guyon.

Le rein non hypertrophié est-il accessible à la palpation, s'il n'est pas luxé ? En général, on ne peut sentir le rein à l'état normal, pourtant, dit M. Guyon, chez quelques femmes on peut sentir l'extrémité inférieure du rein droit, non luxé, ni hypertrophié : il faut pour cela une forte lordose physiologique dorsolombaire, car alors le rein est porté en avant, il faut en outre une distance suffisante entre la crête iliaque et la dernière côte, et peu de tension des parois abdominales. Dans ces conditions et à l'aide d'un décubitus latéral Israël a pu explorer la face antérieure des reins.

Le palper simple, bien que dise Dickinson, ne fournit pas d'indication, il faut le palper bimanuel. Nous allons exposer, d'après l'enseignement que M. Guyon fait, chaque année, dans son service et dans ses leçons, la méthode la plus sûre.

Le malade sera placé dans l'attitude du repos musculaire absolu, étendu à plat sur le dos, les jambes allongées ; toute autre position met en jeu la contraction, réflexe ou volontaire, d'un certain nombre de muscles et fait obstacle à l'examen.

M. Guyon recommande, en outre, l'*exploration en mesure* ; celle-ci doit rigoureusement suivre les mouvements respiratoires, éviter toute pression pendant l'inspiration qui tend l'abdomen, et utiliser la détente produite par l'expiration pour pénétrer successivement dans les profondeurs du ventre. On arrive ainsi graduellement au contact, pour ainsi dire, de la paroi postérieure.

Le relâchement musculaire absolu, si nécessaire, est presque impossible à obtenir quand il existe un état douloureux. Il faut alors donner du chloroforme et l'exploration se fait facilement, quand le sujet est anesthésié.

Une main est placée en arrière pour aller soutenir la paroi lombaire et se mettre aussi directement que possible à la rencontre du rein. On la glisse à plat sous le malade, en déprimant le matelas pour ne pas l'obliger à se soulever, ce que fait instinctivement le patient qui, cambré, met ses muscles en contraction et gêne l'examen. Cette main postérieure s'applique sur la paroi lombaire correspondant au rein. C'est dans l'angle costo-vertébral qu'il faudra agir ; dans cet espace restreint reconnaissable à ses limites osseuses, on utilise un ou deux doigts, on presse peu à peu, de façon à les faire pénétrer graduellement, par la dépression des parties molles dans le sinus osseux où se rencontre le rein.

La main antérieure doit être placée parallèlement à la ligne médiane, sur le muscle droit, immédiatement au-dessous des cartilages costaux ; à droite, cette position pourra être conservée pendant toute la durée de l'exploration ; à gauche, au contraire, il faudra faire pénétrer l'extrémité des doigts sous les côtes, chose qu'on peut aussi faire à droite. En s'aidant des expirations on peut pénétrer en plein hypochondre (Guyon).

Ce procédé permet d'explorer la sensibilité du rein, surtout par la pression postérieure : il faut presser doucement, mais fortement en éliminant la sensibilité superficielle, ce qui est facile. Il faut quelquefois pressions antérieure et postérieure. La douleur à la pression indique une altération du rein. S'il s'agit d'un calcul rénal, un coup sec dans la région lombaire provoquerait, dans le rein une douleur aiguë, comme celle d'un coup de couteau.

La recherche de la sensibilité peut être négative ; même dans les grandes altérations du rein : elle manque souvent dans les tumeurs néoplasiques.

Mais la palpation bimanuelle dans le décubitus dorsal va permettre d'apprécier l'augmentation de volume du rein, même minime, par le *ballottement* décrit par M. Guyon au *Congrès de chirurgie français* de 1886, et par son élève Clado dans le *Bulletin médical*.

La position des mains est la même que pour l'exploration bimanuelle, sauf que la main postérieure peut être placée un peu plus bas, le rein augmenté de volume s'étant un peu abaissé ; cela est vrai dans les cas ordinaires, mais M. Guyon fait remarquer que, pour être certain que l'on a affaire au rein, il faut rechercher du bout des doigts postérieurs, exactement dans le *sinus osseux costo-vertébral*, si les sensations du ballottement rénal se retrouvent ; plus bas en effet d'autres organes pourraient, cela s'est vu dans quelques cas, donner un ballottement qui, distinct par son siège plus inférieur, n'est pas le vrai *ballottement rénal*, caractéristique de l'augmentation de volume d'un rein ayant gardé le contact lombaire. Il faut en outre conseiller au patient de se laisser bien aller, pour reposer complètement sur la main postérieure et éviter la cambrure lombaire.

La main antérieure déprime alors légèrement la paroi abdominale, assez pour diminuer l'espace qui la sépare du rein, pas assez pour le supprimer, car le rein ne pourrait plus se mouvoir et le choc n'aurait pas lieu. Les deux mains étant ainsi bien en place, le chirurgien imprime de petites secousses à la paroi lombaire avec un ou deux doigts de la main postérieure, et le rein, soulevé par la paroi, vient caresser légèrement la main antérieure, s'il est augmenté de volume. C'est un frôlement, un choc, moins sec, mais comparable (Guillet) au ballottement fœtal. Ce que sent l'observateur est fort net puisqu'il est immédiatement en mesure d'affirmer qu'il sent le rein, qu'il apprécie son volume, qu'il prend même une idée de sa forme et de sa consistance. On cherche dans quelle étendue se perçoit le ballottement, et les bosselures peuvent s'apprécier.

L'exploration bimanuelle d'Israël est un peu différente. Le malade est couché sur le côté non examiné, position où les muscles sont relâchés et où le rein exploré tend par son poids à se porter en avant. Les membres inférieurs sont en légère flexion. Respiration large, la bouche ouverte. Pour explorer la région gauche, le chirurgien se place à droite du lit, la face tournée vers la tête du malade. Il met les doigts de la main droite à plat sur la région lombaire gauche sur le point correspondant de la paroi abdominale antérieure, de façon que le bout de l'index et du médius soient à deux doigts au-dessous du point de réunion des 9° et 10° cartilages costaux. Puis, tandis que la main droite appuie sur la région lombaire, on fait faire au malade des inspirations profondes et on appuie au moment où débute l'expiration. On appuie doucement de la main mise bien à plat, en même temps que les doigts allongés font de légers mouvements de flexion dans les articulations métacarpo-phalangiennes. Le bout des doigts arrive peu à peu au-dessus de l'extrémité inférieure du rein, lorsque cet organe est dans la position la plus basse, c'est-à-dire à la fin de l'inspiration : c'est précisément ce léger mouvement qui permet la perception. Une fois atteinte de la sorte l'extrémité inférieure, on palpe la face antérieure lorsque va commencer l'expiration, car c'est alors que la surface accessible est maxima ; les mouvements d'ascension et de descente font sentir avec netteté les irrégularités que peut présenter cette surface.

Israël insiste sur les mouvements synchrones à la respiration, qu'il nie être caractéristiques du foie et de la rate.

Si c'est le rein que l'on sent (tiers inférieur ou moitié), c'est un corps convexe, lisse, à bords mousses. Si, palpant à gauche, on sent un organe à bord tranchant, c'est la rate ; il faut palper alors moins latéralement. A droite, il faut, pour être sûr qu'il s'agit du rein, introduire le bout des doigts entre les deux organes, la face palmaire sont le rein, la face dorsale, le foie ou la rate. Ce n'est qu'avec le temps qu'on arrive à une analyse exacte. Israël a pu de la sorte diagnostiquer de bonne heure une tum... r du rein de la grosseur d'une noix, il opéra le malade.

M. Guyon, quand il explore par son procédé, se place toujours du côté à examiner : s'il s'agit du côté droit, c'est la main droite qui est en avant, la gauche en arrière; du côté gauche c'est l'inverse.

A droite, le ballottement est toujours plus facilement perçu qu'à gauche; à gauche, en effet, le rein, en se développant, a une grande tendance à se porter d'abord dans l'hypochondre, dans lequel il peut se masquer presque tout entier.

Par ce procédé on peut étudier la mobilité du rein; le ballottement n'est que la recherche de la mobilité lombo-abdominale; et encore n'est-ce pas une mobilisation du rein, comme le croyait Morris, mais un soulèvement du rein, lequel suit à chaque secousse l'impulsion donnée à la région lombaire. Le ballottement se produit même quand il y a des adhérences périnéales.

Nous avons vu que la méthode d'Israël repose sur l'influence des mouvements respiratoires sur le rein. Ces mouvements se transmettent au rein hypertrophié, M. Guyon l'admet et conseille de profiter de ces mouvements pour explorer la face antérieure du rein ou le rein dans ses deux faces ; on peut quand le déplacement est plus marqué refouler le rein de l'abdomen vers les lombes, déplacement abdomino-lombaire.

M. Glénard considère ces mouvements de va-et-vient comme constants dans le premier degré de la ptose rénale, et comme souvent le rein néoplasique s'abaisse, on peut en somme utiliser son procédé, applicable surtout au rein mobile, cancéreux ou non.

M. Glénard décrit ainsi sa méthode que nous résumons brièvement, c'est la *palpation néphroleptique :* Premier temps. Affût. Etreindre largement et solidement de la main gauche, pouce en avant, médius en arrière la zone des parties molles immédiatement sous-jacentes au rebord costal. L'anneau étroit formé par les doigts sera complété, à sa partie interne, en arrière par la colonne vertébrale, en avant par la main droite ; celle-ci déprime la paroi antérieure dans le prolongement du pouce gauche qui se trouve à la hauteur et au-dessous de l'extrémité inférieure de la 9° côte gauche. Dans les inspirations profondes on sent entre les doigts descendre un corps dur, indocis, rénitent. DEUXIÈME TEMPS. Capture. On saisit la ptose entre le médius et le pouce gauches, en évitant de laisser dévier la ptose sur la ligne médiane, ce qui est la tâche de la main droite. On apprécie de la sorte le siège, la forme, la consistance, le volume, la sensibilité de la ptose, au moment de la laisser échapper, ce qui est le TROISIÈME TEMPS, ou échappement. Pour l'exploration dans les tumeurs rénales au début la méthode de Glénard faite à une seule main, dont le pouce seul de la main gauche doit donner les indications, nous fournit beaucoup moins de renseignements que le palper bimanuel et la recherche du ballottement.

En somme, tous les procédés d'exploration que nous venons d'indiquer peuvent nous renseigner sur la sensibilité, le volume, la mobilité du rein, sa forme même. Mais la fluctuation, dans les cas moyens, passera souvent inaperçue, si l'on ne fait pas la ponction. Plus tard on pourrait, par la palpation profonde, faire un diagnostic.

Toutes les recherches que l'on a pratiquées avec le plus grand soin donneront, quand elles réussiront, des indications précieuses pour l'existence d'une tumeur, mais il s'en faut que, même quand le rein est dégénéré et gros, ce qu'on constate en opérant, il soit toujours perçu. Chez le malade de notre observation 1, où l'hématurie avait attiré l'attention du côté des reins, l'exploration la plus attentive, faite par M. Guyon et ses élèves, répétée plusieurs fois n'avait fourni aucun renseignement. Renouvelée sous le chloroforme, le résultat fut encore négatif, et pourtant en faisant la néphrectomie on put constater que le rein était notablement augmenté de volume : c'était de plus le rein droit, celui qui d'ordinaire s'apprécie le plus facilement quand il est

hypertrophié. Chez notre malade le rein ne s'était pas abaissé.
A l'observation 9, on peut voir aussi combien on a été induit en
erreur, le rein estimé, après cet examen fait avec le plus grand
soin, peu volumineux, était de dimensions presque excessives,
puisqu'il a fallu le morceler pour l'enlever ; mais, dissimulé sous
les fausses côtes, logé au plus haut {de l'hypocondre, il n'avait
laissé explorer que la minime partie de son extrémité inférieure.

Il faut aussi prendre garde de bien faire évacuer le contenu du
gros intestin, avant tout examen, de peur d'erreur imputable à la
présence de matières dans les côlons ascendant ou descendant.
Il faut aussi évacuer les épanchements péritonéaux (ascite) s'il y
en a.

Au début tout à fait, la tumeur est donc assez difficile à chercher ; on la trouve dans la plupart des cas, mais on n'est pas
alors, si elle constitue le seul symptôme, bien fixé sur sa nature.

Quand la tumeur a pris un volume moyen, et très souvent,
quand le malade vient consulter le chirurgien, sa tumeur est déjà
forte, l'exploration fournira des résultats plus positifs.

L'inspection de l'abdomen fait constater une déformation portant sur l'un des flancs : il y a toujours une saillie plus ou moins
marquée, appréciable par comparaison du côté opposé. La déformation au lieu de se limiter à l'abdomen peut intéresser les dernières côtes qui sont légèrement soulevées. Quant les parois de
l'abdomen sont très épaisses, la déformation est peu appréciable.
Déjà, à ce degré de développement, on peut dans quelques cas
constater une circulation veineuse superficielle très développée,
plus accentuée quand la tumeur a pris de grandes proportions,
mais qui peut aussi se rencontrer au second degré.

Si on examine la région lombaire, quand le malade est couché sur
le ventre, on observe peu de déformation, il vaut beaucoup mieux
utiliser le procédé de M. Le Dentu, dont nous avons parlé plus
haut, et alors on pourra voir une saillie quelquefois bien nette.
La saillie lombaire se continue par le flanc avec la saillie abdominale, on s'en rend compte en faisant coucher le malade sur le

côté sain : le flanc surtout, puis la région lombaire et la région abdominale, l'hypochondre sont remplis.

La vue peut nous fournir quelques renseignements sur la mobilité de la tumeur ; en marquant, comme le fait M. Tillaux, avec le crayon dermographique le point culminant de la tumeur, puis faisant exécuter au malade des mouvements forcés d'inspiration on verra, si la tumeur oscille, son point culminant perdre ses rapports avec le trait marqué au crayon. Au contraire, si la tumeur est fixe, les rapports seront conservés. Les tumeurs du rein étaient autrefois considérées comme fixes par rapport aux mouvements respiratoires ; aujourd'hui on admet que, dans un assez grand nombre de cas, elles obéissent à ces mouvements du diaphragme, à l'instar des tumeurs du foie et de la rate, qui sont pourtant plus mobiles.

La palpation abdominale, telle que nous l'avons décrite plus haut, faite avec les deux mains, montre une tuméfaction profonde, occupant le flanc, s'étendant en avant vers l'ombilic et se perdant en arrière vers la région lombaire : en bas elle peut atteindre la fosse iliaque, en haut et à gauche, elle remonte dans l'hypochondre où quelquefois il est impossible de la suivre, à droite elle reste toujours plus bas.

En faisant varier la position du malade, on voit que la tumeur a relativement peu de mobilité abdominale ; celle-ci est marquée surtout dans le cas d'ectopie. Quand on trouve une tumeur du rein mobile à la fois dans le sens transversal et dans le sens vertical on peut fortement présumer qu'il n'y a pas d'adhérence, fait important pour l'intervention.

La recherche du ballottement est ici facile, elle montre bien la forme de la tumeur, généralement rappelant celle du rein, mais pas d'une manière constante. Le ballottement (mobilité lombo-abdominale) n'est pas un signe qui permette d'affirmer l'absence d'adhérences, car il se produit même quand celles-ci sont établies. Mais le ballottement, par lui-même est un des meilleurs signes physiques par lesquels on peut distinguer les tumeurs du rein.

On peut palper la région lombaire, le malade étant couché sur le ventre ; on trouvera une région plus pleine, moins souple que celle du côté opposé.

On peut encore faire cette recherche dans la position génu-pectorale, on soupèse avec la main abdominale le flanc supposé malade, on le trouve alors plus lourd.

La *percussion*, dans cette période du développement de la tumeur est de la plus haute importance. Faite sur la paroi antérieure de l'abdomen, en ayant soin d'éviter de trop appuyer ce qui chasserait l'intestin, elle montre au-devant de la tumeur, une zone sonore, qui tient à la présence du côlon au-devant du rein. Cette sonorité manque dans les deux tiers des cas quand la tumeur a un développement moyen: c'est que, quelquefois, la tumeur en se portant vers l'abdomen déplace le gros intestin. Si la tumeur est très volumineuse elle peut aplatir le côlon et celui-ci perd de sa sonorité ; il est vrai qu'alors on a proposé d'insuffler par le rectum des gaz dans le gros intestin pour rétablir la zone sonore : dans ces cas, si la tumeur est mate, on peut, par une palpation profonde, arriver à sentir une sorte de corde, ruban qui se déplace transversalement sur la tumeur, et dont la direction ascendante représente celle du côlon.

Quand on rencontre une zone sonore au-devant d'une tumeur de l'abdomen, la présomption la plus forte est pour le rein, mais il peut arriver que la tumeur soit pancréatique, ou bien qu'une tumeur ovarique, ait, au-devant d'elle, une ou des anses intestinales plus ou moins adhérentes.

La sonorité n'a donc qu'une valeur de second ordre : de son absence on ne peut éliminer le rein, de sa présence on ne peut l'admettre avec certitude.

A droite, quand la tumeur est mate, on observe quelquefois, entre elle et la matité donnée par le foie, une bande sonore : ce signe important n'est malheureusement pas constant ; les deux matités pouvant se continuer ; le ballottement seul fera le diagnostic.

La percussion de la région lombaire donne de la matité jusqu'à la colonne vertébrale, contrairement aux tumeurs de la rate d'après Dickinson.

Exceptionnellement la tumeur a présenté des pulsations isochrones à la systole cardiaque et parfois même un bruit de souffle ; des erreurs peuvent en provenir.

Lorsque la tumeur acquiert un gros volume, elle change de caractère, elle devient en quelque sorte une tumeur abdominale proprement dite. Elle s'étend vers l'ombilic, peut envahir le côté opposé, gagne le bassin, de sorte que, même si la partie la plus saillante correspond à l'un des flancs, le point de départ vrai de la tumeur est assez difficile à préciser. La circulation veineuse collatérale est fortement développée : le rein, arrivé au contact de la paroi antérieure de l'abdomen, ne ballotte plus ; les intestins rejetés de côté laissent la tumeur entièrement mate.

Est-il possible, par les caractères physiques que nous venons de mentionner, d'arriver à diagnostiquer la tumeur maligne du rein. Tout d'abord éliminons le diagnostic à la période ultime ou de développement maximum. Dans un cas, on aurait confondu avec l'*ascite* une tumeur rénale volumineuse développée rapidement chez un enfant, et ayant envahi toute la cavité abdominale (Dickinson) : erreur explicable si l'on songe à la consistance souvent molle et même fluctuante de certaines tumeurs du rein. Mais les signes propres à l'ascite, le déplacement de la matité, permettront un diagnostic même en dehors de la ponction.

Les *tumeurs de l'utérus* prêteront rarement à confusion : pourtant une tumeur du rein peut envoyer un prolongement dans le petit bassin et venir se mettre en contact avec la matrice. Dans ce cas, les mouvements communiqués à la tumeur se transmettent à l'utérus et peuvent faire croire à une tumeur utérine. Ou bien, comme M. Horteloup l'a observé, une tumeur du rein peut coexister avec un gros fibrome utérin au contact duquel elle arrive : le diagnostic se fait par l'indépendance des mouvements communiqués à l'une et l'autre tumeur.

Les *tumeurs de l'ovaire*, quand elles sont d'un volume moyen, ne se confondent pas avec les tumeurs du rein ; mais, quand elles occupent une grande partie de l'abdomen, elles sont moins nettes : l'intestin peut venir adhérer à leur face antérieure et donner de la sonorité au-devant d'elles. Les tumeurs ovariques, si elles n'envoient pas d'ordinaire de prolongement vers les lombes, peuvent exceptionnellement se porter vers les hypochondres et s'y fixer. Le diagnostic est quelquefois impossible et nous rapportons plus loin des observations où une laparotomie commencée pour une prétendue tumeur ovarique, fut au cours de l'opération transformée en néphrectomie. Le toucher rectal et vaginal donne généralement des renseignements suffisants ; l'utérus dans les tumeurs du rein est refoulé en bas ; il semble attiré en haut dans les tumeurs de l'ovaire. La notion du développement de haut en bas pour les affections du rein, de bas en haut pour celles de l'ovaire, enfin les phénomènes concomitants pourront souvent éclairer le diagnostic.

Les *tumeurs du mésentère* sont très mobiles, ont en avant d'elles une zone sonore (Tillaux), pas toujours (Augagneur), et au palper on sent les anses intestinales au-devant d'elles, enfin elles ont un siège médian et symétrique et débutent près de l'ombilic. Ces signes suffiront généralement, bien que J. Bœckel ait signalé que les tumeurs du rein pouvaient avoir quelquefois une très forte mobilité, cas tout à fait exceptionnel. La tumeur du rein n'est jamais médiane et symétrique, elle est toujours prépondérante d'un côté.

Les *tumeurs de l'épiploon* se distinguent de la même manière, bien qu'elles soient mates et que leur mobilité soit limitée par en bas.

Les *tumeurs rétropéritonéales*, développées dans les parties molles en arrière du feuillet postérieur du péritoine sont beaucoup plus difficiles à distinguer (tumeurs du pancréas, tumeurs des ganglions lombaires, carreau chez les enfants).

Les *tumeurs du foie* font plus de saillie dans l'hypochondre droit, et projettent les côtes en avant, ce qui est rare pour le rein. Le bord antérieur est bien net, aigu, tranchant. La matité est absolue (pas d'anse intestinale) et remonte assez haut vers le mamelon : la tumeur suit les mouvements du diaphragme. Mais les tumeurs du rein obéissent parfois aussi à ces mouvements, elles sont mates assez souvent et n'ont pas toujours une zone de sonorité qui les sépare du foie ; elles sont quelquefois irrégulières. D'autre part, certains kystes du foie et les tumeurs de la vésicule biliaire descendent vers l'ombilic, ou même du côté de la fosse lombaire et n'ont pas de bords tranchants. La confusion est donc possible. Mais par l'examen attentif, par l'étude du ballottement surtout, on pourra reconnaître le rein, surtout si d'autres signes physiques (varicocèle) ou fonctionnels peuvent être observés. On éliminera aussi les lobes flottants du foie.

Les *tumeurs de la rate* déforment l'hypochondre gauche ; elles présentent l'aspect d'un gâteau à grand diamètre vertical, un bord antérieur aigu, tranchant, avec encoche profonde à la partie moyenne ; ce bord pointe superficiellement. Matité dans toute l'étendue, se prolongeant assez haut suivant la ligne axillaire. Elles subissent les impulsions imprimées par le diaphragme. Entre leur bord postérieur et la colonne vertébrale il y aurait une zone de sonorité ou de moindre résistance. Ceci n'est pas constant, et il est souvent difficile de distinguer une tumeur de la rate d'une tumeur du rein : le ballottement pourtant, qu'on peut distinguer de ce qui se passe pour la rate, où c'est plutôt une impulsion directe qui se communique du bord postérieur au bord antérieur de la tumeur, les autres signes physiques (varicocèle) seront en faveur d'une tumeur du rein, tandis que dans les affections de la rate les autres altérations des organes lymphoïdes, l'examen du sang pourront être utilisés.

Les *tumeurs de la paroi abdominale*, sont mates et fixées par la contraction musculaire ; elles sont donc faciles à distinguer.

Mais le ballottement est-il un signe d'une absolue certitude : dans la discussion qui a suivi, à la Société anatomique, la présentation, par Albarran, des pièces provenant du sujet de notre observation 2, on a donné plusieurs cas de tumeurs d'autres organes ayant occasionné du ballottement. Un cas suivi par Albarran, chez M. le Dr Rigal à Necker, où le ballottement avait fait penser à une tumeur du rein, était, l'autopsie l'a prouvé, un cancer du jéjunum. Dans un autre cas, dont parle Chaput, le malade, chez lequel on avait diagnostiqué tumeur du rein, à cause du ballottement, fut trouvé, par M. Péan, qui l'opéra, porteur d'un cancer du côlon. M. Tuffier eut également le ballottement avec un kyste dermoïde de l'ovaire gauche avec long pédicule, et avec un kyste hydatique sus-rénal. Il cite aussi un ballottement intestinal dû à la réplétion du côlon descendant par des matières stercorales, il y ajoute un ballottement hépatique.

Ces faits sont tout à fait rares, et, en thèse générale, l'on peut admettre qu'une tumeur où l'on détermine le ballottement est une tumeur du rein.

D'ailleurs, comme M. Guyon le fait remarquer dans un récent article du journal de Lucas-Championnière (1891, nos 6 et 8), on pourra limiter presque sûrement les sensations au rein en appliquant exactement les doigts postérieurs dans l'angle osseux costo-vertébral ainsi que nous l'avons dit plus haut : les doigts placés plus bas pourraient faire penser à une tumeur rénale alors qu'un autre organe (côlon, etc.) devrait être mis en cause.

Les diverses explorations que nous venons de faire, nous ont, dans les cas favorables, amené à conclure à l'existence d'une tumeur rénale. Quelle est la nature de cette tumeur ? Et tout d'abord cette tumeur est-elle liquide ou bien solide. La fluctuation n'est pas toujours facile à apprécier ; si la tumeur est petite, il est à peu près impossible de se rendre un compte exact de sa consistance. Si elle est plus volumineuse, le diagnostic peut encore rester en suspens, surtout si les parois abdominales ont une grande épaisseur. Les kystes du rein congénitaux ou acquis, les kystes hydatiques, les hydronéphroses, les pyonéphroses ont pu être pris par le seul examen physique pour des tumeurs solides, erreur à peu près inévitable si la collection est entourée d'une coque résistante. On peut dans quelques cas s'aider des modifications de l'urine coïncidant avec des modifications de la tumeur ; rejet d'hydatides, de pus, d'urine plus copieuse, mais ces signes peuvent manquer.

D'autre part, certains sarcomes peuvent donner lieu à une fausse fluctuation, ou bien, fait assez fréquent, on peut trouver des kystes, même volumineux dans les tumeurs malignes du rein.

Dans les cas douteux la *ponction exploratrice* sera faite ; mais l'on doit toujours redouter une lésion de l'intestin ou des gros vaisseaux, qui y arrivent.

Quelquefois on a utilisé l'*aiguille aspiratrice* pour aller à travers les parties molles et le rein à la recherche de la sensation de calcul rénal : cette sensation de choc, utile dans quelques cas, est trompeuse dans d'autres, ou bien n'est pas rencontrée : et, soit pour reconnaître une tumeur liquide, soit pour être fixé sur la nature d'une tumeur solide, on en viendra à l'incision exploratrice.

Quelquefois avant d'employer l'incision, on aura reconnu l'existence d'une tumeur solide, c'est alors sa variété qu'il faut établir.

Le *lipome périrénal* est, en général, très volumineux, il accompagne les inflammations anciennes du rein, les pyélites avancées ; les antécédents du sujet, la marche de la maladie, la cachexie urineuse au lieu de la cachexie néoplasique feront le diagnostic.

Les signes physiques énumérés dans ce chapitre ne suffisent pas, à eux seuls, pour distinguer une tumeur bénigne d'une tumeur maligne, il faudra le plus souvent l'incision explorative.

Les tumeurs malignes du rein offrent encore un signe physique, signalé et décrit pour la première fois par M. Guyon, le *varicocèle*. Quand on constate un varicocèle de date assez récente, même si ce varicocèle siège à gauche, mais surtout s'il est à droite, il faut absolument explorer les régions rénales. Ce varicocèle qui manque rarement, peut, s'il n'est pas cherché avec certaines précautions, passer inaperçu. Il importe beaucoup que le malade ait marché quelque temps avant l'exploration, et qu'il soit examiné debout. Au lit le varicocèle tend à disparaître. Quand la tumeur est d'un volume moyen, il est fréquent de lui voir associer ce varicocèle.

Pour M. Tuffier le varicocèle serait même contemporain du début de la tumeur, et servirait à éclairer le diagnostic resté dans le doute.

. C'est surtout à droite que ce signe a une grande importance, car de ce côté le varicocèle ne peut être que symptomatique dans la pluralité des cas ; à gauche au contraire, le plus ordinairement, ce sera du varicocèle idiopathique. Ce dernier se distinguera du varicocèle symptomatique par la notion de l'ancienneté du gonflement des parties, tandis que s'il est symptomatique l'apparition en sera relativement récente.

La dilatation intéresse les deux groupes veineux antérieur et postérieur, mais davantage le groupe antérieur ; les veines seraient (Guillet) plus souples, moins bosselées, moins épaissies que dans le varicocèle ordinaire.

La douleur, à peu près nulle d'ordinaire, peut s'établir quand la dilatation veineuse est considérable, ou bien elle peut tenir à la compression des branches nerveuses.

L'hydrocèle a été notée aussi, et nous l'avons observée chez un de nos malades.

La constatation d'une tumeur et d'un varicocèle concomitant peut donc, dans certaines circonstances, si les deux signes physiques sont du même côté, surtout s'ils sont à droite, permettre de penser à l'existence d'une tumeur rénale. D'autres signes cependant seraient nécessaires pour assurer la nature de cette tumeur ; c'est souvent encore, seulement pendant l'opération que l'incision et l'examen direct du rein renseigneront.

Chez les femmes on n'a pas recherché de troubles similaires ; chez l'enfant il n'est pas mentionné.

D'autres signes de compression ont été notés : varices des membres inférieurs, importantes si elles sont localisées à un membre, mais les intéressant souvent tous deux; il s'agit là de compression de la veine cave ou des veines iliaques.

L'œdème des membres inférieurs est du même ordre. Exceptionnellement on a noté de l'ascite, de la dilatation de l'estomac, qu'on a attribuée à la compression du duodénum, de l'ictère par compression du canal cholédoque; on a vu des vomissements incoercibles, une constipation opiniâtre due à la compression des nerfs de la queue de cheval après l'usure de la colonne vertébrale, etc.

Tous ces troubles de compression, intéressants pour le diagnostic des tumeurs du rein, ne sont guère utilisables que vers la fin de l'évolution de la maladie, s'ils permettent alors de préciser le siège de la tumeur, l'étendue de ses prolongements, s'ils font présumer de son volume, ils tendent plutôt à éloigner le chirurgien d'une intervention chirurgicale.

Avant de quitter la question de la tumeur, il faut dire un mot des tumeurs des capsules surrénales ; celles-ci sont quelquefois accompagnées de signes (maladie bronzée) qui permettent de les distinguer, mais d'autres fois ils se confondent tellement avec les tumeurs du rein, et aussi peuvent intéresser le rein à tel point, que ce n'est guère qu'après l'opération que l'on arrive à se rendre compte du point de départ du néoplasme.

CHAPITRE VII

Diagnostic de la variété.

Nous avons jusqu'ici essayé de faire le diagnostic précoce des néoplasmes du rein à l'aide des signes isolés de ces affections : ce diagnostic difficile, que l'incision exploratrice pourra seule trancher dans certains cas, sera-t-il plus aisé quand la tumeur s'accompagnera des symptômes fonctionnels ; en général, oui : et, dans la forme complète, on pourra assez facilement reconnaître une tumeur maligne du rein. Mais on a cherché à pousser plus loin ce diagnostic. Comme nous l'avons déjà mentionné, il existe des tumeurs bénignes du rein, dont le peu de tendance à la propagation ou la généralisation présenterait une condition favorable à l'intervention : ce sont le fibrome et l'adénome.

Le *fibrome*, assez rare, comparé aux autres tumeurs du rein n'a rien de bien spécial, sauf la rareté des hématuries ; on a voulu attribuer un rôle important à la conservation de l'état général, mais on sait la longue tolérance de l'organisme pour les tumeurs malignes du rein, et il n'y a pas là de signe assez net. Le plus souvent le diagnostic restera hésitant.

L'*adénome* du rein, ou bien se voit sous la forme de petites tumeurs, disséminées dans l'organe, qui ne sont pas du domaine de la clinique, ou bien forme une tumeur proprement dite : ses caractères cliniques sont alors ceux des carcinomes du rein, dont il représenterait d'ailleurs le début (Sabourin et Œttinger). Il est donc impossible de le distinguer.

Les *angiomes* et *myxomes* sont rares et n'ont rien de spécial.

Mais le diagnostic, limité aux seules tumeurs malignes, peut-il fournir des renseignements sur le plus ou moins de malignité sur la nature du néoplasme.

Le *lymphadénome* est rare ; il se voit avec les autres lésions de la leucocythémie et ne se rencontre guère isolé.

Le *carcinome* et le *sarcome*, qui sont les tumeurs malignes types du rein, peuvent-ils se distinguer l'un de l'autre. Chez l'enfant il s'agit presque toujours de sarcome, mais il affecte ici des caractères de malignité remarquable ; il survient dans la première enfance, avant cinq ans, a peu de symptômes hématuriques, peu de douleurs, mais une cachexie précoce, une marche rapide qui enlève le petit malade en moins d'une année, et dans la moitié des cas on trouve de la généralisation. Il oblige le plus souvent à l'abstention chirurgicale.

Chez l'adulte, le sarcome offre une gravité moindre et, comme sa marche est plus lente, il semble offrir de meilleures conditions à l'intervention ; aussi a-t-on cherché à le distinguer cliniquement du carcinome. Le sarcome de l'adulte se trouverait chez des sujets de vingt à trente ans ; les hématuries manqueraient dans la moitié des cas, mais elles sont profuses quand elles apparaissent, les douleurs sont vives, la cachexie est remarquablement tardive, la généralisation ne se voit que dans la moitié des cas, la durée de la maladie, abandonnée à elle-même, est au moins de cinq à six ans.

Le carcinome se voit surtout chez des sujets de cinquante à soixante ans, présente des hématuries abondantes, dans presque tous les cas, les deux tiers, des douleurs vives, une cachexie un peu lente, mais quelquefois précoce, il dure de trois ans à trois ans et demi et à l'autopsie on trouve presque toujours de la généralisation.

Il y aurait une importance très grande à pouvoir distinguer les variétés sarcome et carcinome, mais le tableau que nous rapportons plus haut, est un peu théorique, et Guillet, qui l'a donné, le reconnaît lui-même. Dans la pratique, nous adopterons les conclusions de Tuffier qui réunit le sarcome et le carcinome, en se basant sur des raisons que nous croyons les meilleures. En effet, ces tumeurs sont justiciables des mêmes procédés opé-ratoires : elles offrent toutes deux une marche aussi grave et aussi rapide dans l'immense majorité des cas, et le plus souvent le diagnostic différentiel est impraticable cliniquement, et quelquefois même anatomo-pathologiquement.

Le diagnostic est donc une tumeur maligne du rein ; les conditions d'une intervention paraissent favorables, il faut faire une dernière série de constatations avant d'opérer. L'étude des conditions de mobilité de la tumeur fournirait pour quelques auteurs des renseignements sur les adhérences du rein et pourrait contre-indiquer l'intervention. Nous avons vu, au chapitre Tumeur, que, à moins d'adhérences intimes, le ballottement pouvait se produire encore avec des adhérences ordinaires ; l'absence de ballottement, dit M. Guyon ne constitue pas un signe d'adhérence.

Mais il faut avant tout rechercher s'il n'existe pas de généralisation, laquelle contre-indiquerait formellement l'intervention. Cette recherche est assez difficile, car les noyaux secondaires se traduisent par des symptômes assez obscurs. On devra porter son investigation sur tous les organes, sur tous les membres mêmes, sur les régions ganglionnaires, mais c'est principalement du côté du poumon et du foie qu'il faudra diriger son attention.

Il faut aussi s'assurer de l'existence d'un autre rein ; il serait désastreux de pratiquer la néphrectomie à un sujet porteur d'un seul rein. Les moyens ordinaires d'exploration sont quelquefois insuffisants, et ce n'est qu'après une incision exploratrice que l'on saura l'existence des deux reins. D'autre part, même en connaissant l'existence des deux reins, il faut être fixé sur la valeur anatomique et physiologique du rein qui va être respecté et à qui appartiendra tout le rôle de la sécrétion urinaire. L'étude de l'urine émise en dehors des hématuries, si elle ne révèle aucun élément anormal, l'étude de la quantité d'urine rendue, celle de l'urine du rein supposé sain, recueillie, s'il le faut, par les procédés que nous avons rappelés à la fin de notre chapitre

Hématurie, serviront au diagnostic. Au besoin l'incision exploratrice permettra d'aller constater l'absence de lésions macroscopiques du rein qu'on laisse.

Nous avons dit plus haut, dans l'étude des hématuries, ce qu'il fallait admettre des opinions de Rommelaere et Thiriar sur la valeur de l'analyse d'urine (urée) dans le diagnostic entre les tumeurs malignes et bénignes de l'abdomen ; nous n'y reviendrons pas.

CHAPITRE VIII

Incision exploratrice.

De l'étude que nous avons faite dans les précédents chapitres
des symptômes et des signes physiques des tumeurs du rein il
résulte que le diagnostic précis ne pourra se faire qu'avec le secours d'une exploration directe du rein. C'est donc l'incision
exploratrice qui fournira les indications les plus nettes pour
l'ablation du rein soupçonné malade.

Cette incision sera utile à toutes les périodes du mal, hormis,
bien entendu, la période ultime, où elle ne servirait à rien : mais
c'est surtout au début, au moment où l'attention du chirurgien a
été attirée vers le rein par les premiers symptômes ; pratiquée à
ce moment, l'incision permettra de reconnaître l'état d'intégrité
ou de dégénérescence du rein, à un moment où l'intervention
utile peut se faire.

Il faut pour se servir de ce mode d'exploration que l'utilité en
soit reconnue incontestable, et que sa gravité ne soit pas telle
qu'elle fera courir au malade des risques disproportionnés avec
le bien à en retirer. Il faut donc avoir utilisé avec soin tous les symptômes, avec les moyens ordinaires d'exploration. On a voulu
éliminer complètement l'examen endoscopique au bénéfice de
l'incision exploratrice, et l'on s'appuyait sur les cas malheureux
où le cystoscope a porté l'infection, quelquefois mortelle, sur les
sujets examinés. S'il est vrai que la cystoscopie, faite au moment
où l'appareil urinaire est en état de grande réceptivité morbide,
expose à l'infection, il faut remarquer que ces cas malheureux
sont imputables à un défaut de stérilisation que la résistance

insuffisante des instruments étrangers ne permettait pas de faire complète : mais en perfectionnant la désinfection, en particulier pour le mégaloscope, on peut, sans danger aussi grand, faire usage d'un mode de diagnostic précieux. Il sera d'ailleurs beaucoup plus facile de faire accepter du malade qu'il se prête à un examen cystoscopique, que d'obtenir de lui l'autorisation d'une incision exploratrice qui pourrait être infructueuse. Cette incision sera faite avec beaucoup plus de fruit, et le chirurgien aura beaucoup plus d'autorité pour la conseiller au malade, quand l'examen endoscopique de la vessie aura éliminé complètement les affections des voies urinaires inférieures et permis d'assurer qu'il s'agit d'une lésion rénale.

Dans le cas de diagnostic douteux, hésitant entre un calcul du rein, un rein tuberculeux ou une tumeur rénale au début, c'est l'incision exploratrice qu'on utilisera.

Smith et Annandale, en 1869, firent les premiers des tentatives d'incision exploratrice pour affection calculeuse des reins ; il n'y eut pas de résultat. Gunn et Durham, en 1870, Annandale en 1875, Lente et Barbour également ; les résultats furent négatifs pour la constatation de calculs.

Morris en 1880, Bryant, Barker, Clément Lucas, May Bennett en Angleterre ; Gross et Belfield en Amérique ; Guyon et Le Dentu en France appliquèrent l'incision exploratrice aux calculs.

Bruce Clarke (1887) écrit qu'en présence d'hématuries répétées, menaçantes pour la vie du malade, il faut recourir à l'incision exploratrice pour reconnaître si l'on a affaire à un calcul, un néoplasme ou à de la tuberculose rénale et agir en conséquence.

Presque tous les chirurgiens reconnaissent actuellement l'utilité de l'exploration directe du rein, pour parfaire le diagnostic.

C'est encore pour s'assurer de l'état de l'autre rein que l'exploration directe se fera, car les procédés dont nous avons fait l'énumération antérieurement peuvent se trouver en défaut. Il semble donc indispensable d'aller exposer le rein qui doit rester et dont on doute, et d'aller apprécier de visu son état. C'est l'opinion de Le Dentu, Morris, Godlee, Championnière, Goodhart.

Le Dentu n'hésiterait pas, si, ayant à faire une néphrectomie, il doutait de l'autre rein, à le découvrir, et à s'assurer de son état pourvu que le sujet ne fût pas trop affaibli et fût capable de supporter quelques jours avant l'opération, ce traumatisme supplémentaire. Mais si le rein est atteint de néphrite interstitielle l'exploration ne saura le montrer.

Martin (de Berlin) ne fait que la néphrectomie abdominale pour pouvoir, par la palpation, s'assurer de l'état du rein qui va rester.

L'incision exploratrice ne constitue pas une manœuvre dangereuse ; sur vingt-trois cas rapportés par Gross il n'y a pas de mort, sur quarante-deux réunis par Newman pas de mort non plus. Ces cas ont rapport à des reins non suppurés et comme sains. Quand le rein est déjà malade l'incision exploratrice n'ajoute que peu de chose à la gravité de l'état du malade ; elle peut même diminuer ses douleurs, comme dans le cas de Reliquet cité plus loin. Annandale dit que s'il y a eu erreur de diagnostic, le mal n'est pas grand, l'incision lombaire se fermera facilement.

Belfield considère l'exploration rénale comme peu dangereuse : il admet que non seulement elle résout le diagnostic, mais aussi qu'elle rend la néphrectomie moins dangereuse par drainage préliminaire, comme l'indique Gross, qui, sur douze néphrectomies après exploration ne trouve qu'une mort, tandis que soixante et une néphrectomies immédiates ont donné trente et une morts.

Deux voies ont été utilisées pour aborder le rein : la voie lombaire et la voie abdominale.

La *voie lombaire* comporte une série d'incisions, que nous retrouverons à la néphrectomie, mais qui, dans l'incision, faite uniquement dans un but explorateur, se résument à deux : l'incision verticale de Simon, au niveau du bord externe du sacrolombaire, et l'incision oblique de Morris et Le Dentu.

L'incision de Simon se fait à huit centimètres de la ligne épineuse, on ouvre la gaine du long dorsal, on récline ce muscle, on fend le feuillet antérieur de sa gaine, on arrive sur le carré lombaire qu'on récline en incisant son bord externe ou en le désinsérant de la crête iliaque. On peut transformer en incision en T, ⊢ ou L par des incisions perpendiculaires sur la partie supérieure moyenne, ou inférieure de l'incision verticale. M. Guyon fait son incision légèrement oblique partant à huit centimètres des épines en haut, et aboutissant à dix centimètres en bas. Il passe ainsi en dehors de la gaine du long dorsal.

L'incision de Morris est parallèle à la 12° côte, et à deux travers de doigt au-dessous d'elle. Elle a onze centimètres, commence sous la douzième côte, au niveau du bord externe de la masse sacro-lombaire, sans ouvrir la gaine et se porte obliquement en bas et en dehors. Chemin faisant, elle intéresse la peau, le tissu cellulaire, le fascia superficialis, la partie externe du grand dorsal et la partie postérieure du grand oblique : on coupe ensuite le petit oblique, l'aponévrose du transverse et on atteint une lame de tissu fibreux qui sépare encore de la graisse rétropéritonéale. Quelquefois il faut inciser le carré lombaire.

L'incision de Le Dentu est à peu-près la même.

L'incision de Simon mène directement sur le rein qu'on trouve dans la partie supérieure de l'incision, mais l'exploration complète du rein se fait mal à cause du ligament transverso-costal et du bord externe du carré lombaire ; elle ne se fait bien que sur la face postérieure.

L'incision oblique permet une meilleure exploration, elle peut de plus être agrandie sans inconvénients ; il suffit d'être attentif à éviter la blessure du côlon. Les recherches de J. Récamier à qui nous empruntons la plus grande partie de ces détails l'ont amené à préférer l'incision oblique.

Arrivé sur le fascia propria, on le déchire à la sonde cannelée, on arrive sur le tissu cellulo-graisseux qu'on dissocie et on arrive sur le rein ; on place les écarteurs et on explore.

Le rein est quelquefois senti directement par le doigt qui l'explore, quelquefois l'opérateur doit, d'une main, refouler l'organe qu'il explore de l'autre. On arrive d'ordinaire assez facilement sur la face postérieure de l'organe.

Dans les cas d'inflammation péritonéale la graisse jaune est remplacée par un tissu cellulaire épaissi qu'il faut dilacérer avec des pinces.

Arrivé sur le rein on explore au toucher, car la vue seule, avant toute autre manœuvre, peut égarer, on passe le doigt sur la face postérieure du rein, en allant immédiatement jusqu'au hile et au bassinet, que l'on a directement sous le doigt, on saisit le bassinet entre le pouce et l'index, puis l'uretère. On revient au rein et on explore les petites inégalités que peut présenter sa face postérieure.

On peut rencontrer de petites saillies : on les gratte alors avec l'ongle, et si ce sont de petits abcès superficiels ou des calculs, on saura les distinguer, les uns s'affaisseront, les autres résisteront (Morris).

Il faut faire la palpation de la face antérieure (Guyon, Morris, Le Dentu, Clément Lucas). On dégage le bord externe du rein, on glisse un doigt ou deux en avant ; entre eux en avant, et le pouce en arrière, on serre l'organe et obtient une notion nette de sa consistance. On peut encore presser le rein contre le psoas qui forme plan résistant.

Dans quelques cas, où l'on aura lieu de craindre un calcul plutôt qu'une tumeur, on pourra faire l'acupuncture dans le rein : d'ordinaire on sentira le corps étranger. Cette exploration sera plus utile, faite ainsi, que pratiquée à travers les téguments. Si les bosselures sont constatées il faut les ponctionner soit à l'aiguille, soit au bistouri (Le Dentu), on saura alors si elles sont dues à des calculs, des abcès ou à une tumeur. Quelquefois on a dû inciser le rein lui-même, le long de son bord convexe.

M. Guyon, dans les cas où la palpation ne l'a pas suffisamment renseigné, attire doucement l'organe à lui, et dans la néphrectomie de notre observation 1 ce ne fut que lorsque le rein fut légèrement attiré et bien visible que le néoplasme devint visible.

Avant de cesser l'exploration on peut aller s'assurer de l'état des ganglions du hile, et de la consistance des vaisseaux.

L'examen fini, on suture la capsule cellulo-adipeuse au catgut, puis on fait un plan de sutures profondes sur l'aponévrose du transverse et le petit oblique, sans se préoccuper du carré, (Morris, Le Dentu), on rapproche les extrémités séparées du grand dorsal et du grand oblique.

M. Guyon et M. Ollier, font les sutures à étage pour prévenir l'éventration.

Il importe de faire une bonne compression sur la région, de peur que le rein décortiqué ne se porte en avant, laissant derrière lui une sorte de cavité.

La *voie abdominale* a été préconisée par Knowley-Thornton et Lawson Tait puis par Lucas-Championnière. C'est une laparotomie, soit à incision médiane, soit à incision sur le bord externe du droit abdominal (Langenbuch). Arrivé dans l'abdomen on procède de la sorte :

« Se plaçant du côté opposé à celui que l'on veut explorer, on introduit la main, la face dorsale appuyée contre la paroi abdominale et on contourne sans perdre le contact du péritoine pariétal la paroi antérieure, puis la paroi externe. Arrivé ainsi près de la face postérieure, les sensations deviennent différentes à gauche et à droite.

« Du côté gauche on est arrêté par le méso-côlon descendant, que l'on sent très facilement comme un voile tendu et que l'on reconnaît toujours, que le côlon soit distendu ou vide ; on contourne alors le côlon du bout des doigts, et, immédiatement en dedans de lui, on sent le rein, que l'on fait glisser légèrement derrière le péritoine et qui est compris presque entièrement dans l'angle formé par le côlon transverse et le côlon descendant. On sent, au-dessus et en dehors de lui, la rate, on peut palper le hile, et même quand le sujet n'est pas trop gras reconnaître nettement l'uretère descendant vers le psoas.

« De ce côté la chose est vraiment aisée, et il est rare qu'on éprouve des difficultés à aborder le rein.

« Du côté droit, il n'en est pas de même, la situation différente du côlon et la présence du foie compliquent un peu les manœuvres.

« Quand on suit une voie analogue à celle que nous venons d'indiquer pour le côté gauche, on arrive ainsi sur le côlon ascendant, mais en le franchissant, ce qui est souvent difficile à cause de sa grande dilatation habituelle, on ne rencontre que l'extrémité inférieure du rein, faisant une saillie plus ou moins grande, suivant que l'organe est plus ou moins abaissé.

« La meilleure voie à suivre pour compléter l'examen est alors de glisser la main sous la face inférieure du foie, en dehors de la vésicule biliaire, la face dorsale appliquée contre la surface hépatique ; pourvu que l'angle du côlon ne soit pas adhérent au foie, on arrive ainsi facilement sur l'extrémité supérieure du rein et on la délimite.

« L'uretère de ce côté est presque impossible à sentir, car le cæcum et le côlon ascendant le masquent presque toujours » (J. Récamier. Thèse. Paris, 1889).

Pratiquée de la sorte, l'exploration permet d'apprécier les rapports et la forme du rein, mais pas sa consistance.

Thornton pour aller au rein qu'il veut explorer emploie l'incision de Langenbuch.

Une méthode qui tient des deux premières est la *méthode latérale*, grâce à laquelle on peut examiner le rein en ouvrant ou non le péritoine à volonté.

Bruce Clarke fait une incision semi-circulaire à convexité antérieure, de la dixième ou onzième côte, descendant jusqu'à la crête iliaque. On coupe successivement jusqu'au facia transversalis exclusivement, on repousse ensemble fascia et péritoine, mais en prenant soin, en arrière, de ne pas s'engager derrière le carré des lombes, ni de refouler le rein en avant. Si le rein est volumineux, il a décollé le péritoine des parois de l'abdomen et se montre dès que l'incision est faite.

Lucas-Championnière fait une incision oblique.

Kœnig part de la douzième côte, descend verticalement le long du bord externe de la masse sacro-lombaire, s'incurve à quelques centimètres au-dessus de la crête iliaque, marche vers l'ombilic et atteint le bord externe du droit abdominal. On incise couche par couche, en plaçant à mesure des fils sur les muscles; on décolle le péritoine jusqu'au rein, incision lombaire rétropéritonéale avec décollement du péritoine; on peut ou bien explorer ainsi, ou bien transformer l'incision en rétro-intra-péritonéale en ouvrant le péritoine au niveau de la partie antérieure de l'incision, pour faire le palper abdominal.

Quelle méthode faut-il prendre de préférence, abdominale ou lombaire?

K. Thornton et les gynécologistes, admettant l'innocuité absolue des incisions sur le péritoine, préfèrent la voie abdominale.

Morris préfère n'avoir recours à l'incision du péritoine que s'il n'avait pas une autre voie praticable.

S'il est vrai que la laparotomie exploratrice ne soit pas plus grave qu'une laparotomie ordinaire, elle le sera toujours plus qu'une incision extra-péritonéale jusqu'au rein; celle-ci sera faite plus sûrement par un chirurgien quelconque tandis que l'autre exige plus d'habitude et d'expérience.

De plus, les renseignements paraissent plus positifs dans l'exploration lombaire où l'on peut sentir le rein entre le doigt et le pouce, tandis que par l'abdomen on ne sent que la face antérieure, et où, même on peut voir le rein directement mis à nu, ce qui n'est pas d'une faible importance.

La palpation est en effet la seule investigation permise par la méthode intra-abdominale médiane. Or, si le doute s'élève entre un calcul et un néoplasme il faut pratiquer l'acupuncture du rein. et d'autres explorations que ne permet pas la méthode intra-abdominale.

Si pourtant la tumeur était volumineuse, l'incision de Langenbuch sera plus utile que l'incision lombaire.

Il est aussi des cas où les signes fonctionnels ne pouvant faire préjuger du côté atteint, l'incision abdominale semblera préférable (Morris), ou bien encore si l'on a des doutes sur l'autre rein, par la même incision on pourra explorer les deux reins. C'est sans contredit l'incision abdominale qui serait la meilleure dans ce but, mais ces résultats sont loin d'être certains, et pour ce motif beaucoup de chirurgiens, comme Le Dentu, préfèrent une opération préparatoire par la voie lombaire pour aller s'assurer de l'intégrité apparente du rein qu'on doit laisser,

L'appréciation des tissus périnéoplasiques de l'intégrité des ganglions lombaires n'est pas plus facile dans l'incision abdominale que dans l'incision lombaire ; il n'y a donc pas de préférence à donner à l'incision abdominale.

Comme nous limitons notre intervention au cas du début, que l'incision sera surtout utilisée à cette époque nous ne pouvons mieux faire que rapporter l'opinion de M. Guyon sur la laparotomie exploratrice.

« Reconnaître par un palper, à distance, sur un organe profond marqué par les anses intestinales, protégé par le péritoine, plongé dans son atmosphère cellulo-graisseuse, une tumeur de très petit volume, qui peut être cachée à l'extrémité supérieure du rein (voir observation 2) ne faire saillir que sur la face postérieure (voir observation 1) est au moins fort difficile. »

L'incision lombaire n'expose qu'au risque de tomber sur un organe sain d'obliger à une double recherche opératoire. Mais c'est à elle que nous nous rattacherons.

En résumé l'incision exploratrice sera faite aussitôt que possible, quand les symptômes la justifient, plus elle sera précoce moins elle sera dangereuse, et ici elle aura l'avantage bien grand de donner le moyen terme aux hésitations alors qu'il en est temps encore, mais on se réserve le droit de s'arrêter, de se contenter de découvrir le rein, et de refermer la plaie, si la néphrectomie ne peut être utilement pratiquée.

CHAPITRE IX

Néphrectomie.

Nous sommes arrivés à un diagnostic aussi précis que possible, et aussi précoce qu'il se peut faire, la néphrectomie alors peut ou non se tenter. Nous avons vu, dans un des premiers chapitres de cette étude, que nous avions affaire à une opération dont les résultats sont encore des plus mauvais, mais grâce aux soins minutieux avec lesquels nous avons cherché à établir notre diagnostic, nous nous sommes mis dans les meilleures conditions opératoires ; la néphrectomie va être faite.

A quel procédé allons-nous avoir recours ?

Tout d'abord il semble que, si l'incision exploratrice a été faite utilement, il n'y a qu'à la transformer en néphrectomie : c'est ce qui aura lieu le plus souvent, et nous n'aurions qu'à renvoyer au précédent chapitre pour les procédés opératoires.

Mais la grande discussion entre la méthode extrapéritonéale et la transpéritonéale se retrouve ici. Chacune des méthodes a ses indications propres, et il ne faut pas faire d'exclusivisme absolu.

D'une manière générale on peut dire que la méthode extrapéritonéale est moins grave que l'intrapéritonéale.

Les incisions sont multiples pour la méthode extrapéritonéale et pour la transpéritonéale.

Pour les *méthodes extrapéritonéales* on a :

Le procédé de Simon (de Heidelberg) dont nous avons parlé plus haut au chapitre de l'incision exploratrice : son incision est trop courte pour faire facilement la néphrectomie.

Le prodédé de Bruns ou de Linser qui rappelle le précédent avec la résection particlle sous-périostique de la douzième côte.

Celui de Simon et Bardenheuer dans lequel l'incision se fait sur le prolongement de la ligne axillaire.

Celui de Czerny (son premier procédé) où il commence son incision en dehors de la douzième côte, en remontant jusqu'à la onzième.

Le procédé de Melchior Torrès qui est l'incision de Simon prolongée obliquement jusqu'à la crête iliaque.

J. Cowper incise transversalement le flanc.

Küster fait une incision oblique, à égale distance de la douzième côte et la crête iliaque.

Czerny (2ᵉ procédé) fait une incision oblique parrallèle à la douzième côte qu'elle prolonge ; on peut réséquer la côte.

Klinenberger fait une incision courbe à convexité en haut et en dedans.

Thornton, dans sa néphrectomie latérale rétropéritonéale, incise la paroi abdominale parallèlement à la ligne semi-circulaire, mais un peu en dehors de cette ligne.

Trélat fait de la même manière, mais une incision droite.

Clément Lucas fait une incision en l'.

Morris fait d'abord l'incision oblique, que nous savons, pour l'exploration du rein, puis, s'il faut l'enlever, on fait partir de celle-ci une incision verticale.

Le Dentu combat la résection de la douzième côte, dont l'ablation a quelquefois causé la blessure de la plèvre.

Des diverses incisions précitées celles de Simon, de Bruns ne donnent pas assez de jour, celle de Thornton est bonne quand il y a une tumeur moyenne, elle permet en outre d'atteindre le hile en avant et de placer ses fils avant l'énucléation, mais il faudra un drainage postérieur de la région lombaire ; elle est inutile quand le rein n'est pas notablement augmenté de volume. Alors. il vaut mieux ne pas s'éloigner de la région lombaire, de peur de blessure du côlon et du péritoine. et pour pouvoir lier le pédicule sans trop de tractions on prendra les procédés de Czerny, Clément Lucas, de Morris.

L'enlèvement de la tumeur est quelquefois difficile, si son volume est excessif, on pourra avoir recours au morcellement, mais si l'on veut faire une opération radicale, il ne faudra pas songer à la néphrectomie sous-capsulaire d'Ollier, si utile pourtant quand il y a des adhérences ; pour les tumeurs malignes elle ne peut pas servir, puis on pratique la ligature du pédicule, ou bien l'on place des pinces à demeure si la ligature est trop difficile : on désinfecte la plaie, on draine, pansement antiseptique, etc.

Les accidents possibles sont :

La *blessure de la plèvre* qu'on comprend, quand on songe aux rapports de cette séreuse et de la 12° côte, rapports qu'on trouvera bien indiqués dans la thèse de J. Récamier (1889). Cette blessure a lieu par le bistouri, ou bien la plèvre se déchire en quelque sorte spontanément, le fait est arrivé à Le Dentu qui sutura immédiatement la plaie et n'en eut aucun inconvénient, et aussi à Thiriar, qui eut un résultat favorable également. Il faut donc suturer en pareil cas.

Le *péritoine* peut être déchiré, il faudra aussi le suturer, ou bien tamponner pour obturer l'orifice.

Les blessures ou déchirures du *côlon* doivent être traitées de la même manière ; en pareil cas Dittel (observation 33) a dû pratiquer jusqu'à trois séances de sutures.

L'*hémorrhagie* peut être inquiétante ; elle tient ou bien à la grande vascularité de la tumeur, ou au glissement des fils après l'ablation du rein : il faut alors placer une ou des pinces à pédicule sur le hile. Elle tient quelquefois à la déchirure du hile, et il faut alors placer une pince sur le pédicule ; quelquefois c'est une déchirure de la veine cave, l'hémorrhagie est mortelle alors.

La méthode *transpéritonéale* a pour partisans les chirurgiens gynécologistes, comme la laparotomie exploratrice du rein ; les incisions sont les mêmes que pour l'exploration ; nous avons déjà dit que l'exploration intrapéritonéale n'était pas la meilleure.

L'incision sera *médiane*, comme dans la vraie laparotomie, ou mieux elle se fera en dehors du muscle grand droit de l'abdomen (procédé de Langenbuch). L'avantage de ce procédé serait de permettre, quand on opère sur le rein droit, d'éviter le feuillet interne du méso-côlon avec ses gros vaisseaux, et de passer à travers le feuillet externe qui saigne peu, et laisse aborder facilement l'atmosphère graisseuse du rein. On peut encore énucléer plus facilement la tumeur dans sa partie la plus externe, et on évite facilement l'issue de l'intestin.

Le *procédé de Langenbuch* est encore applicable à gauche et utile, bien qu'il y ait moins lieu de craindre l'hémorrhagie des vaisseaux du côlon.

Du reste, on se guide sur le volume de la tumeur pour faire soit la laparotomie médiane (Thornton), soit celle de Langenbuch. Il faut éviter l'issue du paquet intestinal et l'écarter ; on aperçoit alors le rein et le côlon ; on essaie de passer par le feuillet externe du méso-côlon, ce qui quelquefois est impossible ; si l'on reconnaît, chemin faisant, que le péritoine est perforé, que les vaisseaux mésaraïques sont enveloppés par la tumeur, que l'intestin est envahi, il faut, dit Czerny, refermer le ventre de suite et renoncer à toute opération. On dégage la face antérieure de la tumeur du côté du hile, et là on aura bénéfice à faire la ligature du pédicule avant de pousser plus loin, de peur d'hémorrhagie grave comme dans les cas de Czerny et Losson ; on lie séparément les éléments du hile, ou en masse s'il le faut ; et l'ablation se fait. On suture la plaie abdominale et on fait le drainage lombaire pour faciliter l'écoulement des liquides qui peuvent s'accumuler dans la cavité restée après l'ablation du rein.

Pour ce qui est de la plaie péritonéale postérieure, Czerny conseille de ne pas s'en préoccuper. Spencer Wells la suture ; ce qui n'est pas toujours facile, si des adhérences fortes de la tumeur ont forcé de réséquer une grande partie de la séreuse.

Terrier a institué un nouveau procédé pour éviter de laisser ouverte en arrière la cavité péritonéale. Il suture les bords de l'orifice péritonéal de la cavité rétropéritonéale à ceux de la plaie abdominale, et place un drain dans le foyer traumatique rétropéritonéal. La cavité péritonéale est ainsi close de toutes parts et recouvre son intégrité : le drain permet l'écoulement des liquides.

Tels sont, très rapidement tracés, les divers procédés de néphrectomie auxquels on peut avoir recours pour l'ablation des tumeurs malignes du rein. Les deux ont leurs partisans.

Tout d'abord il y a lieu de distinguer entre le procédé de nécessité et le procédé de choix. Il est hors de contestation que si la tumeur est volumineuse, si elle fait une forte saillie du côté de l'abdomen, l'incision lombaire pure, droite ou oblique ne pourra être utilisée, et que la méthode transpéritonéale, pourra seule nous servir : tout au plus l'incision parapéritonéale de Thornton ou Trélat sera-t-elle à discuter. Mais ces cas mis à part, on se trouve alors en présence de tumeurs à volume moyen ou petit.

La plupart des chirurgiens appellent la méthode extrapéritonéale *méthode de choix*, et, quelles que soient les circonstances, réservent le nom de méthode de nécessité à la méthode transpéritonéale. Tel n'est pas l'avis de Thornton, de Quénu, de Guillet aussi ; Beave dit que les tumeurs bénignes doivent être enlevées par la voie lombaire, tandis que les tumeurs malignes réclament la voie abdominale.

La majorité des auteurs adopte la voie lombaire ou mieux extrapéritonéale pour les cas moyens, Guyon, Le Dentu, Gross, Israël, Thiriar, etc., préfèrent n'ouvrir le péritoine que s'il y a nécessité absolue, Morris également. Les partisans de la méthode transpéritonéale disent que seule, elle permet d'extirper les tissus voisins de la tumeur et les ganglions dégénérés, et que du même coup on explore l'autre rein. A cette seconde partie de l'argumentation nous avons déjà répondu dans le précédent chapitre, pour ce qui est de la première il nous suffit de rappeler l'observation d'Israël, qui, par incision lombaire en T, put extirper un sarcome alvéolaire du rein et avec lui quatre ganglions dont trois longeaient la veine cave ; deux ans après, le malade était en bonne santé ; il est donc facile dans les cas moyens de se donner du jour par la voie lombaire, à incisions combinées.

D'autre part les statistiques ne sont pas en faveur de la méthode transpéritonéale.

Gross, sur son relevé général des néphrectomies indique 36.93 pour cent de décès dans la voie extrapéritonéale et 50.83 pour cent dans la transpéritonéale.

Brodeur arrive à 37.6 pour cent dans l'extrapéritonéale, et 50 pour cent dans la transpéritonéale, et si on ne s'en tient qu'aux tumeurs malignes, on a pour le carcinome 83.34 pour cent de mort dans la transpéritonéale contre 20 pour cent dans l'extra-péritonéale, et pour le sarcome 48 0/0 dans la transpéritonéale contre 75 0/0 dans l'extrapéritonéale.

Fischer donne une mortalité de 52 pour cent dans l'intrapé-ritonéale, et seulement 16 pour cent dans l'extrapéritonéale.

Siegrist, sur 61 néphrectomies pour tumeurs, constate 57.89 pour cent de mort par voie abdominale, et seulement 23.52 pour cent par voie lombaire ; il est vrai que les récidives sont plus fréquentes après l'opération lombaire où elles se voient dans 41.17 pour cent des cas contre 5.26 pour cent après l'opération abdominale. Mais cela doit tenir au peu de survie des opérés par la voie antérieure, qui ne laisse guère la possibilité de récidives.

Si nous prenons les relevés de Guillet nous arrivons à une mortalité opératoire de 62 pour cent dans l'opération par voie abdominale (sarcome et carcinome réunis) et de 33.33 pour cent par voie lombaire.

En ajoutant nos cas à ceux des précédents auteurs nous trou-vons, après élimination de quatre observations à résultat dou-teux de la néphrotomie, et de 16 (dont 8 guérisons et 8 morts), où le procédé opératoire n'est pas indiqué, 21 néphrectomies lombaires avec 5 morts opératoires, 11 guérisons, 5 morts con-sécutives à des récidives plus ou moins éloignées ; donc 24 pour cent de mort opératoire ; tandis que nous trouvons 66 néphrectomies abdominales avec 39 morts opératoires, 21 guérisons, 6 morts après des récidives ; donc 59 pour cent de mortalité opératoire.

Les statistiques sont donc en faveur de la méthode extrapéritonéale, et la plupart des chirurgiens reconnait que cette méthode est préférable.

Le Dentu ne fait d'exception en faveur de la voie transpéritonéale que pour les néoplasmes d'un volume considérable qui tendent à gagner la ligne médiane et s'insinuer entre les feuillets du méso-côlon ou du mésentère. Et encore faut-il remarquer que dans ces cas l'abstention est souvent préférable à l'intervention ; et loin d'agrandir le champ de la néphrectomie transpéritonéale, l'étude des indications et des contre-indications l'a singulièrement réduit, d'autant que la méthode parapéritonéale peut encore se substituer à la transpéritonéale.

De la discussion qui eut lieu à ce sujet au Congrès français de chirurgie de 1886, il résulte que la méthode extrapéritonéale doit être préférée.

Lucas-Championnière dit que l'opération extrapéritonéale est plus simple, plus facile, moins dangereuse, à moins de tumeur volumineuse il vaut mieux faire l'opération en dehors du péritoine.

Péan dit que la voie lombaire est la moins effrayante : si elle ne permet pas l'ablation des grandes tumeurs, elle est naturellement indiquée pour les petites ; elle permet même, à l'aide du morcellement, d'enlever des tumeurs de volume moyen.

Trélat préfère la voie lombaire quand le diagnostic est bien fait ; pour les néoplasmes, si le diagnostic est incertain, le choix de la méthode l'est aussi et si la tumeur a un siège abdominal c'est la laparotomie qu'on fera. Du reste, dit-il, c'est une erreur de diagnostic qui a engendré la néphrectomie transpéritonéale. Celle-ci ne convient qu'à des cas spéciaux (volume de la tumeur) et là encore la parapéritonéale pourrait être utilisée.

Thiriar incline aussi pour la méthode extrapéritonéale. C'est aussi l'avis de Tuffier.

Nous croyons que, si l'on adopte le parti d'opérer de bonne heure, la méthode transpéritonéale sera de plus en plus mise de côté. En effet, quand les symptômes fonctionnels du début, étudiés cliniquement, comme nous l'avons fait, ou quand les signes physiques de la période initiale, trouvés par une exploration rénale complète, auront fait penser à une tumeur maligne du rein, il faudra pratiquer une incision exploratrice extrapéritonéale, qui, si elle conduit sur un rein dégénéré, dont les conditions opératoires semblent favorables, sera transformée en néphrectomie. Comme il ne s'agira, le plus souvent, que de tumeurs d'un petit volume, la voie lombaire, surtout par les incisions obliques, sera la moins dangereuse et la plus utile.

Si cependant l'opération s'imposait, à une période plus avancée de la maladie, par l'aggravation subite d'un symptôme (douleur ou hématurie), on se guiderait sur le volume de la tumeur pour prendre l'une ou l'autre voie, encore pourrait-on à l'aide du morcellement, comme le fait M. Péan, adopter la voie lombaire. On ne fait là qu'une opération palliative, qu'on est en droit d'entreprendre quand un accident formidable met en péril immédiat la vie du malade, ce qui est rare, ou quand des douleurs excessives lui rendent la vie intolérable.

En dehors de ces cas, qui sont d'une très grande rareté, l'opération, qu'on entreprend dans un but curatif (autant que l'on puisse espérer en chirurgie de cancer) doit se limiter exclusivement au cas du début. On évitera ainsi, du moins nous le pensons, d'avoir des statistiques aussi sombres, et, en choisissant la voie extrapéritonéale, on sera dans les conditions les moins défavorables.

CONCLUSIONS

Pour résumer ce travail nous dirons :

I. — La néphrectomie pour tumeurs malignes au rein est de la plus haute gravité, telle qu'elle a été pratiquée jusqu'ici. On ne peut éviter ses grands dangers que par un diagnostic précoce, qui permettra d'attaquer le néoplasme à son début.

II. — Les cas les plus favorables pour ce diagnostic précoce sont ceux où les phénomènes fonctionnels forment le début de la maladie ; parmi eux l'hématurie est le premier en importance, puis la douleur.

III. — La cystoscopie permettra d'éliminer la vessie et les voies urinaires inférieures, elle peut même dans certains cas indiquer quel rein est malade. .

IV. — Le début par la tumeur est le moins favorable pour l'intervention, car la tumeur est souvent forte quand le malade s'en aperçoit. Le chirurgien doit faire appel pour la recherche de la tumeur à tous les moyens d'investigation.

V. — Le diagnostic est le plus souvent impossible entre le sarcome et le carcinome ; chez l'enfant c'est le plus souvent du sarcome.

VI. — L'incision exploratrice est l'élément le plus important du diagnostic précoce : on la fera de préférence extrapéritonéale.

VII. — La néphrectomie sera rejetée chez l'enfant ; chez l'adulte elle sera faite, quand on aura pu établir un diagnostic précoce, et comme pour l'incision exploratrice, il sera bon de la faire extrapéritonéale.

Obs. 1 (personnelle.) — *Carcinome du rein droit. Néphrectomie. Mort.* — Le nommé M..., Jules, âgé de 33 ans, journalier, entre le 9 décembre 1889, salle Civiale, n° 27, à l'hôpital Necker, dans le service de M. le professeur Guyon. Pas d'antécédents héréditaires.

En 1884, le malade est surpris dans un éboulement de terrains, qui lui contusionne la région lombaire, mais n'occasionne qu'une interruption de travail de 4 à 5 jours. Aucun trouble dans les fonctions urinaires, pas de sang dans les urines.

En janvier 1889 eut lieu une hématurie abondante, spontanée, sans symptômes urinaires concomitants. Depuis cette époque l'hématurie s'est renouvelée, toujours spontanée, assez abondante ; les crises duraient de vingt-quatre à quarante-huit heures ; puis succédaient des périodes où l'urine était claire. Les intervalles étaient de deux à trois jours, le plus long espace pendant lequel l'urine était claire, fut de dix jours.

En septembre 1889, le malade entre pour la première fois à Necker, dans le service de M. Guyon ; il avait éprouvé en juin une crise douloureuse rappelant la colique néphrétique, mais occupant alternativement les deux côtés, sans localisation bien nette. Il eut deux autres crises, aussi peu précises, jusqu'en décembre 1889, date de la seconde entrée.

Au moment de son premier séjour, salle Civiale, en septembre, les caractères présentés par l'hématurie firent admettre une origine rénale. Dans la même journée il y eut des alternatives de pissement de sang rutilant et d'urines limpides ; des caillots allongés reproduisant le moule de l'uretère furent plusieurs fois trouvés dans les urines. Aucun autre symptôme ne fut alors relevé. Le malade quitta bientôt l'hôpital.

Il y revint le 9 décembre 1889 à cause des nouvelles crises douloureuses qu'il avaient éprouvées. Il était difficile d'en savoir le point de départ, car tout en accusant une certaine prédominance à droite, le malade insistait sur leur présence à gauche. L'examen méthodique pratiqué par M. Guyon, ne révéla ni douleur à la pression, ni la moindre augmentation de volume. Comme les parois lombo-abdominales, épaisses et résistantes par le fait de la puissante musculature du malade, gênaient l'exploration, M. Guyon fit donner du chloroforme jusqu'à la résolution absolue ; mais la recherche du ballottement fut négative.

Pendant les crises hématuriques l'endoscopie vésicale, pratiquée dans l'espoir de voir saigner un des uretères, ne fournit aucun renseignement. Elle montra seulement l'intégrité de la vessie, et confirma le diagnostic rénal. Cette origine rénale était encore assurée par les cylindres hématiques vus au microscope par Albarran.

La localisation de la lésion fut enfin indiquée par les nouvelles crises douloureuses. La première, survenue, peu après l'entrée du malade, en décembre, fut peu concluante. Une seconde survenue le 28 janvier 1890, avec une forte hématurie, était bien nettement du côté droit. Depuis cette époque le malade était resté sans douleurs et sans hématuries, il se préparait même à quitter l'hôpital, lorsque le 20 février survint une crise beaucoup plus violente que celles qu'il avait eues auparavant.

Hématurie abondante, et surtout douleurs très vives bien nettement localisées à droite, partant de la région rénale droite et irradiées vers l'uretère droit. Cette crise se prolongea jusqu'au 21. Le malade accepta l'intervention opératoire qui lui fut proposée par M. Guyon.

Le 22 février, M. Guyon fit la néphrectomie par la voie lombaire. Il mit le rein à nu, l'explora directement par la main, le trouva volumineux et crut sentir une bosselure à la partie inféro-externe. Cette saillie n'offrait pas de consistance anormale, et le diagnostic ne put être affirmé que quand le rein fut amené sous les yeux. A ce moment de l'opération, M. Guyon constate non seulement l'existence de cette tumeur à la partie inféro-externe du rein, mais aussi l'envahissement des ganglions du hile, qui formaient une masse assez volumineuse confluant à la veine cave. L'ablation complète fut impossible, et l'on fut obligé de laisser trois grandes pinces sur le hile. On fait les sutures et le pansement en laissant les pinces à demeure. L'opération avait duré une heure et demie. Le soir, température 37°,2.

Le 23. Temp. 38°,4. On sonde le malade, qui ne put uriner seul, et on recueille dans les vingt-quatre heures 1,000 grammes d'urine claire. Le soir, temp. 39°,8, pouls 130. Un peu de nausées, pas de vomissements.

Le 24. Temp. du matin 39°,8. Le malade a uriné seul, 1,500 grammes d'urine claire. *Pansement.* On enlève une des pinces et on place deux gros tubes à drainage. Lavage au biiodure de mercure. On cherche attentivement du côté du thorax et de l'abdomen. Pas de lésions pulmonaires, ni pleurales, pas de signes de péritonite. Le soir. Temp. 40°,4, pouls 140.

Le 25. Temp. du matin 39°,4. Urine 1,200 gr.; elle paraît un peu louche. Pansement. Ventre souple, pas douloureux en général, mais au niveau du point où sont appliquées les pinces, douleur vive. Pas de vomissements. Temp. du soir 40°,6.

Le 26 et jours suivants, la température reste à 40° matin et soir, malgré les injections de bromhydrate de quinine. Les nausées persistent, mais les vomissements ne se montrent que le 28.

Dans la nuit du 28 février au 1er mars le malade meurt.

L'*autopsie* faite le lendemain de la mort, nous a montré que les ganglions du hile étaient envahis; la veine rénale avait ses parois infiltrées jusque près de la veine cave. Celle-ci paraissait saine. Le reste des ganglions lombaires ne semble pas dégénéré. Pas de péritonite. Dans la cavité du bassin on trouve

1,000 à 1,200 gr. de liquide qui semble provenir des injections de biiodure par la plaie. Rien dans les organes thoraciques. Rien au rein gauche. Le rein enlevé est le siège d'un néoplasme qui en occupe le centre, la partie intérieure et s'étend dans le bassinet. Un examen histologique démontre qu'il s'agit d'un épithélioma. Le rein a presque doublé de volume.

Obs. 2 (Personnelle). — *Epithélioma du rein droit. Mort.* (Présenté par ALBARRAN à la *Société anatomique*, février, 1890. — Le nommé M.., Pierre, âgé de 53 ans, brocanteur, entre le 11 février 1890, salle Civiale, n° 2, à l'hôpital Necker, dans le service de M. le professeur Guyon. Pas d'antécédents héréditaires. Le malade n'a aucun antécédent personnel, pas de passé urinaire.

Le 10 janvier 1890, vers 11 heures du soir, à la suite d'excès de boissons, il fut pris de rétention d'urine, jusqu'au lendemain 4 heures du matin. A ce moment lorsqu'il put pisser, il constata que son urine était sanglante; pendant 8 jours, cette hématurie persista, sans s'accompagner d'aucun autre symptôme, sans douleur.

Le 14, il entre une première fois à Necker, dans le service de M. Guyon, où mon ami Albarran constate une hématurie abondante avec caillots nombreux sans forme déterminée. Par le lavage de la vessie, Albarran arrive à nettoyer l'organe et note bien que le liquide du lavage ne se colore pas à la fin de l'opération. Tout l'appareil urinaire paraît sain, excepté toutefois le rein droit, qu'on sent un peu augmenté de volume, par le ballottement rénal. On conclut : petit néoplasme du rein droit.

Le lendemain de l'entrée du malade, l'hématurie disparaît ; elle ne se reproduit pas, et 6 jours après son admission le malade quitte l'hôpital.

Quatre jours après survient une nouvelle hématurie, sans cause appréciable, et le malade expulse un long caillot de 17 centimètres reproduisant la forme de l'urèthre : ce caillot a été vu dans le service. Il rentre alors le 25 janvier, salle Civiale, où l'hématurie disparaît rapidement. L'examen endoscopique montre une vessie saine, à part quelques colonnes. Le ballottement rénal droit est de nouveau senti par M. Guyon et par Albarran.

Pendant ce second séjour à l'hôpital, le malade, dans la même journée, et particulièrement le 1er février 1890, pisse alternativement des urines claires et des urines sanglantes. Les hématuries s'espacent de plus en plus et le 6 février, le malade, n'ayant plus que des urines claires, demande son exeat. Jusqu'alors pas de phénomènes douloureux.

Le 8 février, dans l'après-midi, le malade a été repris, chez lui, de dysurie, d'épreintes et d'hématurie abondante. Il est obligé de se sonder fréquemment.

Les jours suivants, jusqu'au 11 février, son état resta le même, il se décide à entrer à l'hôpital.

Le 11. Il se présente, pâle, exsangue, très affaibli ; il peut à peine se soutenir sur les jambes et est anhélant. De suite on lui fait avec précaution un cathété-

C.   7

risme évacuateur et un lavage d'eau boriquée à 3 0/0, on arrête l'examen à cause de son extrême faiblesse. Le soir, le faciès est un peu moins mauvais, mais l'urine est toujours fortement sanglante. Temp. 38°,6.

Le 12. Température du matin, 37°,6. En lavant la vessie, on constate nettement que l'eau revient très colorée à la fin, comme dans une hématurie vésicale type : la partie qui est dans la sonde est presqu'entièrement formée de sang pur. Le palper hypogastrique combiné avec le toucher rectal semble donner un peu d'épaississement de la paroi vésicale du côté gauche. D'autre part le ballotement rénal à droite paraît très douloureux. Le diagnostic pouvant hésiter entre un néoplasme rénal et un néoplasme vésical, on songe à l'endoscopie. Temp. vespérale, 38°.

Le 13. Température du matin 37°. Le malade est toujours fatigué. La miction est fréquente, se produit toutes les heures. Dans les vingt-quatre heures le malade a rendu 1,800 gr. d'urine presque exclusivement formée de sang, avec des caillots, sans forme, manifestement formés dans la vessie. Les signes du lavage étant les mêmes que la veille, Albarran pratique l'examen endoscopique, après avoir pris toutes les précautions d'usage. Cette exploration, dans une vessie qui se remplit de sang très vite, ne donne aucun renseignement. Dans la soirée, grand frisson. Temp. 40°,2. La nuit est mauvaise.

Le 14. L'état général s'est notablement altéré, anorexie, soif vive. Temp. 38°. Les urines toujours sanglantes ne sont plus que de 200 grammes pour 24 heures. Le soir 39°,2, le malade est dans un demi-coma.

Le 15. Temp. 38°,6. Coma complet. Anurie. On n'a que 150 grammes d'urine pour les 24 heures. Saignée de 200 grammes. La culture des urines donna de la bactérie pyogène pure. Mort à 3 heures de l'après-midi.

L'autopsie faite le lendemain démontra qu'il s'agissait d'une affection néoplasique du rein droit. Celui-ci présente à son extrémité supérieure, englobant la capsule rénale, une tumeur grosse comme une mandarine, mais faisant peu de relief à la surface du rein. A la coupe, la tumeur est bien limitée, de couleur rouge, marbrée de tractus blancs et de portions jaunes, elle est creusée de nombreuses petites cavités. Histologiquement Albarran conclut à de l'épithélioma en dégénérescence graisseuse : la tumeur présente l'aspect d'un adénome transformé et une texture carcinoïde. Le rein droit est augmenté à peu près d'un tiers de son volume ; la capsule graisseuse épaissie et adhérente.

Il n'existait pas de ganglions dégénérés au niveau du hile. La veine rénale n'est pas envahie. L'appareil urinaire inférieur n'a rien de particulier ; pourtant la vessie présente par places des arborisations vasculaires très manifestes. Rien au péritoine. La plèvre est calcifiée. Le rein gauche qui n'offrait pas traces de dégénérescence a été cultivé bactériologiquement : il a donné de la bactérie pyogène pure (infection).

Obs. 3 (personnelle). — *Tumeur du rein gauche.* — La nommée R..., Marie-Thérèse, âgée de 58 ans, ménagère, entre le 20 mars 1890, salle Laugier, n° 3, à l'hôpital Necker, dans le service de M. le professeur Guyon. *Antécé-*

dents héréditaires : Rien de particulier. *Antécédents personnels* : Rien dans l'enfance.

Réglée à 15 ans, la malade a eu sa ménopause il y a 7 ans ; elle a eu 13 enfants et deux fausses couches. Sept de ses enfants sont morts d'affections diverses, six sont bien portants.

En février-mars 1889, la malade a commencé à avoir quelques petites hématuries ; les urines étaient alternativement claires et sanguinolentes. Cela dura trois à quatre semaines, et déjà la malade s'aperçut que ses forces diminuaient ; pas de douleur.

En août 1889 les mêmes phénomènes se reproduisirent, alternatives d'urines claires et sanglantes, diminution plus marquée des forces. Durée, un mois. Pas de douleurs.

Puis à partir de septembre 1889, retour des forces, cessation des hématuries.

Au commencement de mars 1890, retour des hématuries légères ; alternatives nouvelles d'urines claires et d'urines sanguinolentes ; les forces paraissaient diminuées, l'appétit était mauvais, lorsque survint une modification.

Dimanche, 9 mars 1890, le matin, sans cause appréciable, sans fatigue préalable, forte hématurie avec émission de caillots noirâtres, irréguliers, sans forme précise, puis plus rouges. Toute la journée les urines sont sanglantes, elles s'éclaircissent le soir. Les seuls phénomènes étaient du ténesme dû à la rétention, et un peu de fréquence des mictions.

Le 10, le matin, urines rouges, le soir urines claires. Puis les urines restent claires, jusqu'au 16 mars où l'hématurie reparaît pour durer jusqu'à l'entrée de la malade à Necker et jusqu'au 25 mars où pendant la visite la malade a tout à coup une miction d'urine claire. L'examen microscopique de cette urine claire n'a pas montré de cylindres hématiques rénaux, mais des globules sanguins disséminés.

Le 21, l'hématurie a été maxima : la miction était rendue fort pénible, elle donna issue à de nombreux caillots noirâtres sans formes spéciales. Douleurs seulement au niveau du col de la vessie. Pas de douleurs dans la région rénale, ni dans la région urétérale ; pas de points névralgiques. Pas d'œdème. L'exploration de la région rénale gauche ne donne rien à la vue. A la palpation on sent une tumeur occupant le flanc gauche : tumeur résistante.

Le ballottement rénal, très net, permet de délimiter cette tumeur : en bas, elle descend un peu au-dessous de la ligne ombilicale ; en haut, elle se perd dans l'hypochondre gauche, où la sonorité s'interpose ; en dedans, elle va jusqu'à un travers de doigt de l'ombilic ; en dehors, jusqu'à une ligne verticale descendant sur l'épine iliaque antéro-supérieure ; en arrière, la matité remonte jusqu'à la dixième côte ; en avant, la sonorité est complète partout.

Le décubitus latéral ne mobilise pas la tumeur. Rien à la vessie. Rien au rein droit. Rien au toucher vaginal. Pas de ganglions à distance. *Diagnostic :* Néoplasme du rein gauche.

Le 25 mars, après la seule émission d'urine claire, l'examen de la malade provoque de nouveau des urines sanglantes. Celles-ci durent quelques jours à peine. Les urines redeviennent claires ; la malade demande son exeat.

Un mois après, mon ami Legueu, à qui la malade avait envoyé de ses nouvelles, apprit que les urines n'étaient pas redevenues sanglantes. Depuis, aucune nouvelle ne nous est parvenue.

Obs. 4. (personnelle). — *Néoplasme du rein droit. Généralisation.* — Le nommé F..., François, âgé de 63 ans, employé, entre le 18 mars 1890, salle Civiale, n° 17, à l'hôpital Necker, dans le service de M. le professeur Guyon. Les antécédents héréditaires n'ont rien de particulier.

Vers 1849, le malade a eu une blennorrhagie.

En 1872, à la suite dit-il, de grandes fatigues, il a eu un abcès à la prostate, incisé par M. Tillaux à l'hôpital Saint-Louis et de l'orchite gauche.

En 1885, Sciatique gauche, traitée par le chlorure de méthyle.

En 1886, Février-mars, c'est-à-dire il y a 4 ans, le malade, sans cause appréciable, a eu une forte hématurie, qui a duré un mois, sans cesser de donner du sang presque pur et des caillots. Pendant cette période pas d'urine claire.

L'examen fait par M. Guyon à cette époque, puis à l'hôpital Cochin, fut négatif.

Dès ce moment le malade s'aperçut qu'il maigrissait beaucoup ; l'amaigrissement a été en augmentant. Après sa crise d'hématurie le malade cessa de rendre du sang, mais émit des urines troubles, fortement putrides, analogues, dit-il, à du blanc d'œuf pourri.

En 1887, toujours en février-mars, nouvelle hématurie sans cause, qui dura 1 mois également et fut soignée à l'hôpital St-Joseph, par de l'ergotine.

A cette époque apparurent des douleurs lombaires, bilatérales, assez fortes, qui depuis n'ont pas cessé.

Dans la période suivante, urines putrides avec quelques journées d'urine sanglante.

En 1888, toujours en février-mars, nouvelle hématurie, sans cause, et d'un mois de durée. Persistance des douleurs et de l'amaigrissement. Nouvelle période de répit avec des urines troubles, mais apparition de quelques urines sanglantes de temps à autre.

En 1889, nouvelle hématurie vers la même époque. Depuis cette dernière atteinte le malade a toujours eu des alternatives d'hématuries et d'urines claires. Dans la même journée une miction était sanglante, suivie d'une miction d'urine normale, se succédant sans ordre. Quelques œdèmes fugaces des membres inférieurs, surtout de la jambe droite.

Il y a quelques mois, à la suite de la grippe, le malade a gardé de la bronchite double. Pas d'hémoptysie. Les douleurs lombaires reviennent parfois par crises qui obligent le malade à cesser tout travail.

Il y a 6 mois, apparition d'un varicocèle du côté droit des bourses, occupant les groupes antérieur et postérieur du cordon. En même temps douleur dans cette région.

En janvier 1890, les douleurs sont devenues plus fortes, toujours bilatérales, mais surtout très marquées du côté droit, sur lequel le décubitus est impossible, en même temps le malade s'aperçut d'une grosseur occupant le flanc droit. L'œdème de la jambe droite s'accentua.

En février et mars 1890, jusqu'au 13 mars à peu près, le malade a de nouvelles hématuries. La miction se fait 5 à 6 fois dans les 24 heures, dont 2 à 3 fois la nuit. Elle est peu ou pas douloureuse, quelquefois rendue difficile par les caillots.

Depuis son entrée du 18 au 25 mars, le malade a eu de nouveau de l'hématurie, sang mélangé à l'urine, et le 24 il rend un caillot allongé, moulé, du volume d'une plume de corbeau et long de 30 centim. environ. En même temps on trouvait d'autres caillots non moulés. Rien à l'urèthre, ni à la prostate, ni à la vessie. Douleurs lombaires assez fortes, surtout du côté droit.

Vue. — En examinant l'abdomen, on observe une voussure dans le flanc droit, en même temps qu'un réseau veineux sous-cutané très développé des deux côtés du ventre ; l'examen de la région lombaire montre également une voussure du côté droit.

A la palpation, on trouve une tumeur assez résistante occupant tout le flanc droit, la région lombaire droite est également résistante. L'étude du ballottement rénal est facile et permet de délimiter en avant la tumeur dont les limites sont :

Limite inférieure : 2 travers de doigt au-dessous de l'ombilic.

Limite interne : Contre l'ombilic.

Limite externe : Le bord externe du flanc ; tout le flanc est rempli par la masse qui se continue dans la région lombaire.

Limite inférieure : Indéterminée.

A la percussion on trouve sur toute la surface antérieure de la tumeur de la sonorité qui s'arrête au bord inférieur du foie. La région lombaire droite est mate.

Le décubitus latéral ne modifie rien aux signes physiques. L'examen de la région du rein gauche est négatif.

Varicocèle droit très net, surtout dans la station verticale. Atrophie testiculaire de ce côté. Œdème des membres inférieurs beaucoup plus marqué à droite. Ganglions dans la région sus-claviculaire gauche et le long du sterno-mastoïdien de ce côté en masse. Un petit ganglion axillaire. L'état général est satisfaisant, l'appétit modéré, mais suffisant, pas de dégoût pour les aliments. Depuis le début de sa maladie, le malade a perdu 25 livres de son poids. Les forces ont sensiblement diminué. Bronchite double, avec expectoration sans caractères spéciaux. Rien au cœur. Pas de phénomènes fébriles. Le malade prend des toniques depuis son entrée. Potion avec 4 gr. d'extrait de quinquina. Viande crue.

Le 27 mars. Le malade rend de nouveau un caillot allongé, moulé de 11 centimètres de longueur.

Le 31. Avec l'endoscope de M. Boisseau du Rocher, je fais l'examen de la vessie pendant une période hématurique en entretenant le double courant d'eau boriquée, grâce aux conduits annexés à l'endoscope, on arrive à obtenir la limpidité du contenu de la vessie et on peut ainsi explorer les deux uretères.

J'arrive ainsi a voir manifestement sourdre du sang à l'orifice urétéral droit. Rien à l'uretère gauche. Rien à la vessie. Le soir, 37°. Un peu de gêne de la miction.

Le 1er avril. Température du matin, 38°. Le soir, 39°. Un peu de gêne de la miction.

Le 2. Température 37°.

Le 8. Le malade s'alimente mal, ses forces ont diminué ; depuis 2 à 3 jours, vomissements.

Le 17. Emission d'un caillot moulé de 12 centimètres de long.

Durant son séjour à l'hôpital, il a eu dans la même journée des urines alternativement claires et sanglantes. Mais les urines claires ont été exceptionnelles.

A la fin du mois, le malade dont l'état ne s'est pas amélioré, demande son exeat, en promettant de donner de ses nouvelles. Depuis on l'a perdu de vue.

Obs. 5 (inédite). Due à l'obligeance de M. le professeur Guyon. — *Néoplasme du rein droit avec hématurie pour seul symptôme.* — M. D... a eu une première hématurie en janvier dernier pendant l'épidémie d'influenza (1890).

Cette hématurie a duré deux jours, l'urine était très rouge ; le dernier jour, urine brune avec caillots noirâtres.

Quinze jours après, retour de l'hématurie. Même durée.

Un mois après, troisième hématurie : celle-ci à la suite d'un voyage à pied.

Depuis un mois, les hématuries reparaissent tous les trois à quatre jours ; dans l'intervalle l'urine est claire. Jamais de dépôt. Mictions très fréquentes, quatre à cinq fois dans le courant de la nuit. Le malade n'a jamais éprouvé qu'une légère pesanteur dans le bas-ventre ; il ne souffre en urinant que pendant les hémorrhagies et encore très peu, c'est plutôt de la difficulté de la miction provoquée par la sortie des caillots. Douleurs dans les reins, seulement depuis une semaine principalement du côté droit. Rien d'autre de ce côté à l'exploration directe. Au toucher rectal on sent, en arrière de la prostate, une petite tumeur allongée dans le sens transversal. Des cathétérismes explorateurs répétés trois fois n'ont rien révélé : pas d'accidents à la suite, jamais de sang.

Comme *traitement :* Sirop d'ergotine, potion de ratanhia, pilules de tannin.

Dans la suite, les phénomènes persistant, le malade entra dans la maison de santé des Frères St-Jean-de-Dieu. Là l'examen de la vessie fut fait avec l'endoscope, il sembla à M. Guyon qu'il existait une tumeur sur la région médiane, tumeur pédiculée, d'aspect rougeâtre et facile à extraire. Cette tumeur paraissait unique.

L'ablation par la taille hypogastrique fut décidée. A l'ouverture de la vessie, il fut impossible à M. Guyon de sentir la tumeur avec le doigt et l'éclairage direct de la vessie avec la lampe Aubry, ne fit pas apercevoir de tumeur. Mais il fit voir une vessie variqueuse en divers points, entre autres au niveau du trigone : et l'aspect de la tumeur pédiculée, vue à l'endoscope, paraissait devoir être rapportée soit à un pli flottant de la muqueuse, soit, ce qui nous paraît plus vraisemblable, à un caillot resté peut-être au contact de la muqueuse. Les suites de la taille hypogastrique furent assez simples.

A quelque temps de là, le malade eut de nouveau une hématurie, celle-ci avec douleurs dans la région de l'uretère droit et du rein droit, et expulsion d'un long caillot vermiforme épais de 5 millimètres et long de 18 centimètres venant manifestement de l'uretère.

Il s'agit donc ici d'une affection des reins, vraisemblablement du rein droit et d'origine néoplasique, mais sans tuméfaction de la région rénale, ni douleurs bien nettes.

Obs. 6 (Inédite). Due à l'obligeance de M. le professeur GUYON. — *Tumeur maligne du rein gauche.* — M. L..., âgé d'une cinquantaine d'années. Hématuries persistantes accompagnées de douleurs lombo-crurales et sensibilité très grande au niveau du triangle de J. L. Petit, et vers le bord extrême antérieur du carré lombaire du côté gauche. Mais aucune apparence de tumeur.

Cet état commença en fin mars 1890, il reste stationnaire jusqu'au commencement de mai 1890.

Le 4 mai le Dr A..., qui lui donnait des soins en province, fut frappé de la présence d'une tumeur qui s'était développée rapidement, et qui descendait vers la crête iliaque. Elle se perdait en haut dans les fausses côtes et dépassait la ligne blanche à droite. Cette tumeur s'était produite rapidement et sans fièvre. Elle était bosselée, dure, indolente, sauf en arrière. En aucun point on ne trouvait de fluctuation, ni même de rénitence.

Une des filles du malade étant tuberculeuse, le Dr A... pensa d'abord à la tuberculose rénale, puis adopta l'idée de tumeur maligne : ce fut aussi l'avis de M. Guyon qui avait pratiqué une ponction au malade.

Obs. 7 (personnelle). — *Tuberculose du rein gauche. Hématuries.* — Le nommé B..., Henri, charpentier, âgé de 49 ans, se présente à la consultation externe de M. le professeur Guyon à Necker, le 23 juin 1890.

Antécédents héréditaires. — Père mort à 85 ans, mère morte d'affection cardiaque à 64 ans. Deux frères morts accidentellement, deux autres morts de tumeurs (?).

Antécédents personnels. — Jamais de blennorrhagie, ni d'accidents syphilitiques. A l'âge de 20 ans, fièvres intermittentes. Il y a 7 ans, sans cause appréciable extérieure, orchite gauche, durée 2 mois. Il y a 6 ans, orchite droite dans les mêmes conditions. Il y a 5 ans, hémoptysies.

Depuis longtemps est soupçonné de tuberculose par son médecin. Pendant deux ans, il a été dans l'impossibilité de travailler; amaigrissement, faiblesse. Depuis a repris à peu près complètement.

Depuis 3 ans, douleurs persistantes dans la région rénale gauche, se reproduisant surtout dans les efforts.

Il y a 2 mois et demi, crise forte de coliques néphrétiques à gauche, avec hématurie; sang liquide et caillots allongés. C'est la première fois que l'on constate du sang, mais le malade a pu en pisser antérieurement à son insu, car depuis 20 ans, il est atteint d'héméralopie, et c'est la première fois que l'attention de l'entourage est appelée du côté des urines.

Depuis, le malade a eu quinze crises de coliques néphrétiques localisées à gauche. Au moment du maximum des douleurs l'urine est claire et les douleurs cessent quand les urines deviennent sanglantes. L'intervalle le plus long, séparant deux accès, fut de huit jours. Les caillots constatés par le médecin sont en assez grand nombre vermiformes et allongés, quelques-uns de 8 à 9 centimètres. Jamais le malade n'a rendu de calculs. Dans le même accès il est arrivé que des mictions alternativement sanglantes et claires se produisirent. Il est arrivé aussi des poussées d'hématurie sans douleur. L'urine serait toujours un peu foncée dans les moments de calme. Le malade a perdu un peu de ses forces, n'a pas maigri, a conservé bon appétit.

En l'examinant on constate : *Testicule droit*. Noyau très net, dur, à peu près indolent à la tête de l'épididyme. — *Testicule gauche*. Mêmes lésions. Toucher rectal, négatif, pour la prostate et les vésicules séminales, on ne sent rien à la vessie par le toucher rectal combiné avec la palpation de l'hypogastre : on ne provoque pas de douleurs. Le cathétérisme est négatif pour l'urèthre. Le lavage de la vessie n'indique rien. L'exploration métallique de la vessie est négatif également. La région rénale droite n'a rien ; la région rénale gauche est un peu sensible, mais on n'y sent point le rein et on ne peut provoquer le ballottement.

Rien de particulier aux organes thoraciques. *Diagnostic :* Tuberculose du rein gauche.

Obs. 8 (inédite). Due à l'obligeance de M. le professeur GUYON. (Résumée.) — *Néoplasme rénal. Tentative de néphrectomie. Mort.* — Homme d'une cinquantaine d'années, qui, depuis plusieurs mois, maigrissait sans lésion apparente, ni phénomènes urinaires. Il fut examiné à diverses reprises par deux médecins des hôpitaux, et ce ne fut que 3 semaines avant l'opération, qu'on put découvrir une tumeur déjà volumineuse, dont l'accroissement fut des plus rapides.

En février 1890. Néphrectomie lombaire. On tombe sur des adhérences multiples qui forcent à faire une opération incomplète. Mort peu après de shock.

Obs. 9 (inédite). Résumée d'après les indications de M. le Dr P. SEGOND, professeur agrégé. — *Sarcome du rein gauche. Néphrectomie lombaire. Guérison opératoire. Mort, 10 mois après, de généralisation.* — M. M..., officier, âgé de 33 ans, est envoyé à M. le Dr Paul Segond. Le malade n'a pas d'antécédents néoplasiques dans sa famille.

Personnellement il a été soigné, deux ans avant, pour une affection qu'on a prise pour de la tuberculose au début : toux, sommets douteux. Pas d'antécédents syphilitiques. L'existence du sujet est très fatigante.

Il y a six mois (avant l'opération) début des accidents qui ont été en s'aggravant depuis. Toujours à la suite de locomotion, de fatigues, jamais spontanément, apparition de douleurs très fortes dans la région rénale gauche, presqu'instantanément accompagnées d'hématuries relativement abondantes ; la crise durait deux à trois jours, puis, le repos aidant, tout rentrait dans l'ordre. Progressivement les crises devinrent plus fréquentes et plus longues, durant 4 à 5 jours : puis intervalles d'accalmie complète.

Examen du malade. — Sujet maigre, pâle, anhélant : l'auscultation faite par M. le Dr Ferrand dénote un peu de rudesse respiratoire, mais pas de tuberculose nette. Localement, on constate, au-dessous du rebord des fausses côtes une saillie paraissant le bout du rein gauche. Le *diagnostic* fut : calcul probable, mais possibilité de néoplasme.

Le 26 août 1889, opération par M. Segond. L'incision lombaire permet d'apercevoir la pointe du rein gauche, qui est d'aspect blanc, bombé, on reconnaît un sarcome. La main introduite tout entière sous les fausses côtes ne peut arriver à circonscrire toute la tumeur. Après avoir placé de grandes pinces sur le rein, on l'incise, on fait avec la main l'évidement du centre qui était ramolli, une sorte de morcellement, et quand la coque est plissée on achève l'opération. Durée, une heure et demi. On laisse quatre pinces à demeure. Désinfection du champ opératoire, suites simples, malgré un état de shock qui s'est assez prolongé durant 8 jours. Ablation des pinces après 48 heures.

Le 15e jour le malade reprend sa vie ordinaire ; la plaie était restée un peu fistuleuse avec bourgeonnements douteux sur les bords. Immédiatement après le malade commence à s'affaiblir et à présenter des phénomènes thoraciques de plus en plus sérieux. M. le Dr Ferrand, après un examen très soigneux, conclut à de la dégénérescence des ganglions du médiastin.

Le 13 juin 1890, 10 mois après l'opération, le malade meurt en activité de service.

Le *diagnostic histologique* fait par M. Lyot fut : sarcome alvéolaire.

Obs. 10 (personnelle). — *Tumeur du rein droit.* — Le nommé P..., Vincent, marinier, âgé de 40 ans, entre le 18 avril 1890, salle Chauffard, à l'hôpital Necker, dans le service de M. le Dr Rendu. Rien de particulier comme antécédents héréditaires. Le malade a eu la fièvre typhoïde à l'âge de 20 ans. Il a eu trois fois la blennorrhagie, il aurait contracté la syphilis, il y a 9 ans. Il aurait eu de l'ictère, il y a 3 ans, pendant 5 à 6 jours. Dans la première quinzaine de décembre 1889, il aurait pissé du sang pur, en assez forte abondance, et s'en serait aperçu le soir en finissant son travail, qui est assez pénible.

Jusqu'au 1er janvier 1890, il a eu trois fois de l'hématurie qui ne durait qu'un jour. Il éprouvait déjà depuis le 15 décembre, une sensation de pesanteur dans le ventre, lorsque, le 1er janvier 1890, il ressentit des douleurs fortes dans le flanc droit et les lombes, et il s'aperçut alors qu'il avait une tumeur dans le flanc droit. En même temps, il s'aperçut que son testicule droit était plus volumineux et très douloureux. L'état général, dès cette époque, s'altéra. Vomissements alimentaires. Diminution de l'appétit, perte des forces, amaigrissement rapide.

A son entrée à l'hôpital, l'examen qui fut pratiqué fit d'abord penser à une tumeur du foie ; quand notre ami Buscarlet nous fit examiner le malade, nous trouvâmes ce qui suit : Sujet amaigri, faciès pâle. En observant l'abdomen, on constate du côté droit une circulation veineuse collatérale développée. Saillie occupant tout le flanc droit dans toute sa hauteur, appréciable aussi à la région lombaire qui est soulevée. A la palpation, on trouve une tumeur dure, un peu irrégulière et bosselée, s'étendant depuis la 10e côte en haut, jusqu'à trois travers du doigt de l'épine iliaque antéro-supérieure en bas. A droite, elle occupe tout le flanc ; à gauche, elle s'étend jusqu'à un travers de doigt de l'ombilic. Elle est mate, dans toute son étendue, et sa matité semble se continuer avec celle du foie. Mais en percutant le foie dans la partie supérieure, on constate que le foie n'est pas augmenté de volume supérieurement. De plus, on sent, entre la tumeur inférieure et le foie, une forte encoche, oblique en bas et en dehors, qui paraît bien formée par le bord antérieur du foie. La matité de la tumeur se prolonge dans le flanc qui est plein et dans la région lombaire. Nous recherchons le signe du ballottement rénal tel que le décrit M. Guyon, il est net chez ce malade. Le testicule droit paraît plus volumineux ; le cordon est épaissi. Douleurs vives partant des lombes, irradiées vers la cuisse (partie antéro-externe). Pas d'hématuries actuellement (ni à la vue, ni au microscope). Constipation. Hémorrhoïdes saignant quelquefois.

Le *diagnostic* porté fut alors : tumeur du rein droit. Les selles sanglantes avaient d'abord fait penser à mon ami Albarran qu'il fallait chercher du côté d'une tumeur de l'intestin, côlon ou intestin grêle, mais l'examen de M. Guyon fit admettre l'hypothèse d'une tumeur du rein.

Dans le courant du mois de mai apparaît de l'œdème des membres inférieurs, et vers la fin de mai le varicocèle droit s'accentue avec poussée de vaginalite. L'état général s'altère, le malade maigrit davantage, son ventre se tuméfie, les douleurs persistent. Pas de nouvelles hématuries, pas de selles sanglantes. Le foie reste sensiblement le même. Le 16 juin 1890, exeat. Depuis, pas de nouvelles.

OBS. 11 (inédite). Due à l'obligeance de M. le professeur GUYON. — *Tumeur du rein droit.* — Homme adulte. 1re crise douloureuse du rein droit, il y a 4 à 5 ans ; durée quelques heures, douleur fixe, sans irradiation.

2e crise douloureuse le 11 octobre 1890, avec hématurie n'ayant duré qu'une miction.

Janvier 1891. Hématuries, de 5 heures de durée pas de douleurs.

Grand amaigrissement depuis octobre ; apparence cachectique.

Grosse tumeur du rein droit, bosselée, descendant jusqu'à la fosse iliaque palpation du rein un peu douloureuse, varicocèle symptomatique droit.

Obs. 12. — *Néphrectomie pour tumeur du rein chez l'enfant.* — G. Fischer. *Deutsche Zeitsch. f. chir. Leipsig,* 1889, XXIX, 590, 606. In *Ann. génit.-urin.,* 1889. — Fischer a opéré un enfant de 4 ans 1/2, pour tumeur du rein gauche. Il a fait l'incision intrapéritonéale de Bergmann, de la 11e côte à la jonction du 1/3 externe et du 1/3 moyen de l'arcade de Fallope. L'opération a duré une heure. Au bout de ce temps le collapsus était tel qu'une partie du néoplasme fut laissée dans les fausses côtes. De là une récidive aisée à comprendre, ou plutôt continuation du mal, et à la 5e semaine une nouvelle opération fut faite, celle-ci par l'incision de Simon. Cette fois tout semble enlevé. La plaie guérit bien, mais la récidive ne se fit pas attendre, et au bout de 3 mois l'enfant était mort.

Obs. 13. — *Néphrectomie abdominale pour sarcome du rein.* — Knowley Thornton. *Soc. clin. de Londres,* 17 mars 1890. In *Ann. génit.-ur.,* 1890. — La néphrectomie faite le 11 avril 1889, chez une femme de 36 ans, fut extrêmement laborieuse à cause des adhérences nombreuses, des dimensions considérables des vaisseaux (veine rénale grosse comme la veine cave) et du volume énorme de la tumeur (10 kilogr.). Celle-ci était un sarcome et semblait avoir pris naissance dans la capsule du rein gauche ou dans la capsule surrénale, de sorte que les symptômes renaux avaient toujours complètement manqué. Le rein fut enlevé avec la tumeur et les suites opératoires furent relativement simples.

Depuis lors, pas de soupçons de récidive ; la malade a engraissé.

Obs. 14. — *Néphrectomie chez un enfant de 3 ans.* — Dohrn. *Centralb. für Gynäk.,* 1890, XIV, p. 273-75. In *An. génito-urin.,* Paris, 1890. — Fille de 3 ans apportée à l'hôpital pour tumeur abdominale, sans troubles urinaires sauf légère albuminurie. La tumeur était latérale droite, au-devant d'elle existait la sonorité du côlon. La néphrectomie fut faite avec succès et deux mois après, l'enfant est encore en bon état. L'examen histologique fait par Nauwerck a prouvé qu'il s'agissait d'un sarcome parsemé de fibres musculaires striées.

Obs. 15. — *Cancer du rein droit. Néphrectomie. Guérison.* — H. Rieder. *Münch. med. Woch.,* 29 avril, 1890. In *Ann. gén.-urin.,* Paris, juillet 1890. — L'observation est prise dans le service d'Angerer. Homme de 37 ans, chez qui le début des accidents se fit 5 mois avant, en pleine santé, par une hématurie abondante. Affaiblissement à partir de ce moment, puis il y a 2 mois, douleurs dans le côté droit, persistent depuis. Signes physiques de tumeur rénale. Ballottement. Varicocèle droit.

Angerer fit la néphrectomie avec succès. La tumeur était un cysto-sarcome à cellules rondes. Pas de renseignements sur l'évolution ultérieure.

Obs. 16. — *Sarcome alvéolaire du rein droit. Néphrectomie. Gué-*

rison. — ISRAEL. *Soc. méd. de Berlin*, 11 juin 1890. In *Ann. génit.-urin.*, juillet, 1890. — Israël présente à la Société un garçon de 16 ans, auquel il a enlevé il y a 2 ans le rein droit cancéreux.

Depuis 1887 il avait souffert de douleurs qu'on attribuait à une périlyphlite, et le malade fut adressé avec le diagnostic hydronéphrose.

Le 16 juin 1888, Israël l'examina et il trouva dans l'hypochondre droit une tumeur qui suivait les mouvements respiratoires, mais était distincte du foie. Forme arrondie, surface lisse, consistance égale et élastique. Il n'y avait jamais eu d'altérations des urines. Une ponction exploratrice amena du sang avec des particules cancéreuses caractéristiques.

Le 31 juin, néphrectomie par la voie lombaire à l'aide d'une incision en T. Avec le rein furent enlevés 4 ganglions dont 3 longeaient la veine cave. La réunion par première intention fut obtenue.

L'examen histologique montra un sarcome alvéolaire. A la suite de l'opération le malade fut atteint de rein flottant du rein du côté opposé, fait qu'Israël explique par une diminution de la tension intra-abdominale. Israël a deux cas d'abaissement de l'autre rein après néphrectomie.

OBS. 17. — *Carcinome du rein gauche. Néphrectomie. Mort par thrombose de l'aorte et embolie du rein sain.* — E. BOECKEL. *Gaz. méd. Strasbourg*, 1er avril 1888, In *Rev. méd.*, 1888. — Femme de 52 ans. Vives douleurs. Hématuries abondantes, cancer du rein gauche. Néphrectomie. Le rein pèse 600 grammes et mesure 15 centimètres de long., 7 centim. 5 de large et 5 centim. d'épaisseur. Le bassinet est bloqué par une masse cancéreuse dure qui a occasionné une hydronéphrose considérable. Dans les calices dilatés on trouve quatre cancers secondaires de la grosseur d'une noisette à une petite pomme. Mort au bout de 36 heures.

A *l'autopsie* on trouve dans l'aorte un thrombus partant de la veine rénale gauche allant jusque près de la bifurcation et occupant la moitié du calibre de l'artère. Les branches de l'artère rénale droite contiennent de nombreuses petites embolies, autour desquelles sont des foyers de néphrite interstitielle récente, cause évidente de l'anurie constatée après l'opération.

OBS. 18. — *Cancer primitif du rein gauche chez un enfant de 3 ans et demi. Néphrectomie. Mort.* — CZERNY. *Arch. f. Kinderh.*, 1889-90, t. XI, 4e fasc. In *Ann. gén.-urin.*, juin 1890. — Enfant de trois ans et demi. La tumeur qui siégeait sur le rein gauche a évolué en 4 mois. On trouvait dans l'hypochondre une tumeur, dure à la partie supérieure, présentant quelques points ramollis à la partie inférieure, lisse, indolore, légèrement mobile, surtout en bas, complètement indépendante du foie et séparée de la paroi abdominale par des anses d'intestin.

L'urine n'a jamais présenté le moindre élément anormal, soit au point de vue anatomique, soit au point de vue chimique. Jamais d'hématuries. État général assez mauvais, hypertrophie du cœur, augmentation des globules blancs, stase veineuse un peu partout, plus particulièrement au cordon et testicule gauche

Néphrectomie trois mois et vingt-sept jours après le début de l'affection. L'enfant mourut du choc peu après l'opération. On trouve un carcinome s'étendant à la totalité du rein à l'exception de sa partie supérieure. L'uretère était absolument perméable.

Obs. 19. — *Encéphaloïde du rein. Néphrectomie. Mort.* — W. W. KEEN. *Journ. Am. med. Ass. Chicago*, 1889, XII, p. 762-764. — Il s'agit d'un cas, où les symptômes avaient fait penser à un calcul, une ponction faite dans le rein avec l'aiguille exploratrice avait fait rencontrer une résistance qui donnait la sensation du calcul. La néphrectomie fut entreprise, on trouva des adhérences telles que l'opération ne put être terminée. Le malade mourut.

A l'*autopsie*, on trouva un cancer encéphaloïde primitif du rein. Ce qui avait donné la sensation de calcul à l'aiguille exploratrice, était un vaisseau calcifié.

Obs. 20. — *Épithélioma primitif du rein droit. Généralisation aux ganglions voisins. Néphrectomie transpéritonéale.* D'après les communications de M. QUÉNU à la *Soc. de chirurgie*, 19 mars 1890, et de MM. DUMORET et POUPINEL, à la *Soc. anat.*, 18 janvier 1889.—La nommée Térog... Emilie, femme Bott..., âgée de 42 ans, entre le 24 décembre 1888, salle Chassaignac, lit nº 75, service de M. Terrier.

Antécédents héréditaires. — Père mort d'accident à 68 ans. Mère bien portante. Deux frères bien portants. *Antécédents personnels.* — Réglée à 16 ans. Règles peu abondantes, durent 2 à 3 jours. Mariée à 23 ans, 4 enfants. Trois premières grossesses normales. Dernier accouchement, remontant à 6 ans, très laborieux. Aucune maladie antérieure dans l'enfance, ni jusqu'à 32 ans.

Il y a 10 ans, la malade remarque que le ventre augmente de volume, les douleurs abdominales sont continues avec irradiations dans les lombes. Cet état persiste jusqu'à l'âge de 36 ans. A l'occasion de la dernière grossesse, exacerbation des douleurs abdominales. La malade s'alite 2 mois pendant lesquels elle aurait eu de fréquents frissons avec fièvre et vomissements, puis sédation des phénomènes douloureux.

Il y a 3 ans, nouvelle exaspération des douleurs abdominales. Le ventre aurait subi une augmentation notable de volume. Il y a 3 mois les douleurs deviennent intolérables, vomissements incoercibles ; la malade ne peut prendre d'autre aliment que du lait caillé.

Le 14 décembre 1888, son médecin ordinaire pratique une ponction à l'aide de l'appareil Potain, dans le côté gauche de l'abdomen, issue de liquide louche un peu verdâtre.

État actuel. — Ventre volumineux, veines sous-cutanées très dilatées. Circonférence abdominale prise au niveau de l'ombilic, 102 centimètres. Distance de l'épigastre à l'ombilic, 0m,21 ; de l'ombilic à la symphyse, 0m,24. Matité médiane, sonorité dans les flancs. Tumeur occupant tout l'abdomen, mais proéminant surtout du côté gauche, consistance inégale ; la fluctuation cependant est très nette dans la fosse iliaque gauche. Au toucher vaginal on trouve le col utérin un peu abaissé, les culs-de-sac sont libres, l'utérus paraît mobile et indépendant de la tumeur abdominale. Comme troubles fonctionnels, douleurs continues, très vives, mais ne revêtant jamais le type de crises paroxystiques. Menstruation régulière. Urines claires, quelques traces d'albumine. Jamais d'hématurie, pas de gravelle urique, pas de colique néphrétique. Rien à l'auscultation du poumon, ni du cœur, foie normal. État général déplorable, alimentation impossible. A maigri de 34 livres depuis 6 mois, ne peut dormir sans qu'on lui fasse de 2 à 3 injections de morphine. Le diagnostic de M. Terrier, celui de M. Quénu et de tout le monde, fut kyste de l'ovaire adhérent et enflammé.

Le 31 décembre, opération par M. Quénu, assisté de M. Hartmann. Laparotomie, incision médiane de la paroi abdominale. On tombe sur une tumeur adhérente à la paroi, et comme fusionnée avec elle. Une ponction faite avec le gros trocart donna issue à plus d'un litre de liquide sanguinolent. « Je crus, dit M. Quénu, avoir affaire à un sarcome kystique de l'ovaire, et me mis en devoir de décoller les adhérences et de libérer ma tumeur. J'y arrivai non sans peine après une heure d'efforts, et après avoir multiplié les sections de brides entre 2 pinces, je dégageai bientôt ma tumeur par le haut, coupai sans m'en douter les vaisseaux du hile et jetai un cordon élastique sur un gros pédicule inférieur que je crus être les ligaments larges. Nulle part je ne rencontrai le côlon.

La tumeur enlevée je constatai que les ganglions lombaires étaient dégénérés, j'en enlevai quelques-uns ; je dus renoncer à les enlever tous, quelques-uns adhéraient à l'aorte et à la veine cave. Mes ligatures faites autour des différents pédicules, je ramassai en bourse toutes mes adhérences qui formaient comme une enveloppe incomplète à la tumeur, j'en fixai les débris à l'extrémité inférieure de mon incision et drainai cette cavité ainsi à peu près isolée de la cavité abdominale.

J'examinai alors la pièce : il s'agissait d'un cancer creusé d'un vaste kyste hématique. Dans un coin on vit deux pyramides de Malpighi des plus nettes, et c'est seulement à ce moment que le diagnostic de tumeur du rein fut fait. »

La malade supporta très bien l'opération. La fièvre disparut. Les vomissements cessèrent. L'alimentation put se faire ; les souffrances s'atténuèrent ; la patiente ne se plaignait que d'une eschare à la région sacrée. Elle fut en état de quitter l'hôpital le 4 février, et sur sa demande, 35 jours après l'opération, regagna son département avec une plaie abdominale cicatrisée.

L'examen de la tumeur fut fait par le Dr Poupinel. Cette tumeur pèse 4 kilog. 775, et est assez régulièrement arrondie. La surface est lisse presque partout et présente deux grosses bosselures. En un point on observe une saillie ayant la forme, la couleur et la dimension d'une moitié de rein normal. Par une de ses extrémités cette saillie fait corps avec la tumeur. Dans la concavité du hile du rein on reconnaît le bassinet qui a été sectionné et ouvert. La muqueuse du bassinet est lisse et ne paraît pas envahie par le néoplasme. La section de la tumeur montre qu'elle est formée d'une coupe épaisse, blanchâtre, d'aspect fibreux, enveloppant une masse pulpeuse, brune, déchiquetée, ayant l'aspect d'un gigantesque caillot en voie d'organisation. Au centre de cette masse existe une cavité anfractueuse qui contenait environ un litre de liquide brunâtre, enlevé par ponction pendant l'opération.

Au voisinage immédiat du rein, le néoplasme n'a pas été le siège d'hémorrhagie, il se présente en ce point sous l'aspect d'un tissu blanchâtre, ferme, et pénètre sous forme de traînées blanchâtres dans le tissu rénal sain. Il n'y a donc pas à l'œil nu de délimitation nette entre le néoplasme et le tissu rénal sain.

Un volumineux ganglion, ovoïde, bosselé, de 8 centim. de longueur sur 3 de largeur, a été enlevé en même temps que les tumeurs. Son tissu est blanchâtre, résistant. Le néoplasme est un épithélioma tubulé à cellules cylindroïdes.

Obs. 21. — *Cancer du rein droit. Néphrectomie lombaire. Guérison.* — D'après la communication du Dr Villeneuve, professeur de cliniquechirurgicale à l'Ecole de méd. de Marseille, à la *Soc. de chirurgie*, 12 mars 1890. — Un nommé X..., âgé 46 ans, entré le 17 janvier 1800 dans mon service, ans antécédents héréditaires ni personnels. Il se plaint de souffrir depuis dix-huit mois de douleurs épigastriques violentes, avec irradiation vers l'ombilic, survenant surtout le soir après son dîner, et suivies de vomissements bilieux. Il y a quatre mois il a été pris brusquement pendant la nuit d'une envie pressante d'uriner et il a pissé du sang presque pur avec des caillots vermiformes dont quelques-uns avaient près de 10 centim. de longueur. Pendant les douze heures qu'a duré cette première attaque d'hématurie, le malade a eu plusieurs mictions sanglantes. Souvent les caillots ont interrompu le jet de l'urine. Jamais ces pissements de sang n'ont été accompagnés de douleurs comparables à la colique néphritique.

Depuis cette époque les hématuries se répétèrent une fois par mois environ. Il en a eu quatre ou cinq jusqu'à présent. Chaque fois, le malade était pris brusquement, sans cause apparente, soit le jour, soit la nuit, d'une envie pressante d'uriner et pissait du sang. La dernière hématurie date de vingt jours. A part les douleurs épigastriques, le malade n'a jamais eu d'autres douleurs dans les flancs, dans les régions lombaires ou ailleurs. C'est pour ses crampes d'estomac qu'il se présenta à la consultation et qu'on put constater sa tumeur rénale, dont il ne s'était jamais aperçu.

Etat actuel. — Le malade est un grand blond grisonnant, pâle, maigre et peu musclé. Il s'est affaibli dans ces derniers temps, mais il dit ne pas avoir maigri. Son état général est assez satisfaisant. L'auscultation des poumons et du cœur ne révèle rien d'anormal. Radiales athéromateuses, constipation habituelle. Les régions épigastrique et ombilicale sont légèrement douloureuses à la pression. Il urine trois ou quatre fois dans la nuit et autant dans la journée. Aucun autre trouble de la miction. Les urines sont claires, transparentes, très pâles, ambrées et ne forment pas de dépôt. Elles n'ont jamais présenté la moindre trace de sang depuis son entrée à l'hôpital ; elles sont légèrement acides et ne contiennent pas d'éléments anormaux.

Pendant les dix jours qui ont précédé l'opération, la quantité a été de 2,000 grammes au minimum et de 2,750 grammes au maximum, il y avait donc de la polyurie. L'examen chimique, surtout au point de vue de l'urée, en a été fait à plusieurs reprises, avant et après l'opération, par M. Domergue, pharmacien en chef de l'Hôtel-Dieu. La moyenne journalière de l'urée a été la même avant et après l'opération, c'est-à-dire 17 gr. 32 (urée totale).

Examen local. — On constate d'abord, à l'inspection, que le côté droit de l'abdomen est plus plein. La concavité normale du flanc droit est effacée. Les veines sous-cutanées du côté droit de l'abdomen et de la partie voisine du thorax sont légèrement dilatées. Il n'y a pas de varicocèle. En arrière, la région lombaire droite paraît aussi plus pleine que la gauche, qui présente son méplat normal. Le palper fait reconnaître que le flanc droit est rempli par une tumeur résistante, assez dure, arrondie, à surface régulière non lobulée, du volume d'une tête de fœtus à terme et s'avançant en dedans, jusqu'à deux travers de doigt à droite de l'ombilic et en bas jusqu'à une ligne transversale qui passerait à deux travers de doigt au-dessous de l'ombilic. En haut, son bord supérieur, moins facile à délimiter, se trouve un peu au-dessous du rebord costal de l'hypochondre droit. La tumeur est très mobile et l'on produit très facilement le phénomène du ballottement. Aucune douleur spontanée ou à la pression au niveau de la tumeur. La percussion (superficielle et profonde) donne en avant de la matité ; car toute l'étendue de la tumeur se confond en haut, sans ligne de démarcation, avec la matité hépatique qui remonte presque jusqu'au mamelon droit. Pas de zone de sonorité au niveau de la tumeur. Le foie paraît aussi augmenté de volume. Sur la ligne médiane, sonorité sur toute l'étendue de l'abdomen ; sonorité tympanique et percussion douloureuse dans la région épigastrique. L'examen de la région rénale gauche et du reste de l'appareil urinaire ne révèle rien d'anormal.

Diagnostic. — Tumeur maligne du rein droit paraissant facile à opérer, étant donnée sa grande mobilité.

Opération (31 janvier 1890). — Le malade chloroformé est couché sur le flanc gauche, qui est relevé par un coussin. Toutes les précautions antiseptiques sont prises comme d'habitude. On fait sur la région lombaire et le flanc droit une incision commençant en haut, un peu au-dessous de la 2e côte, à 7 centim. de la ligne médiane du dos, se portant obliquement en bas et en dehors, vers la crête iliaque, un peu au-dessus de laquelle elle change de direction pour devenir presque horizontale, longer la crête iliaque à deux travers de doigt au-dessus d'elle jusqu'au niveau de l'épine iliaque antéro-supérieure. Après l'incision de la peau et du tissu sous-cutané, on divise la partie correspondante du grand dorsal et enfin on arrive jusqu'à la couche sous-péritonéale. La couche qui enveloppe la tumeur est très vasculaire et saigne beaucoup. La tumeur étant aussi très friable, le pincement des vaisseaux est impossible. On introduit alors la main pour décoller le péritoine, isoler la tumeur, terminer rapidement l'opération et mettre ainsi fin à l'hémorrhagie assez abondante qui se produit.

Mais la tumeur ramollie s'écrase facilement et la main, introduite à plusieurs reprises, ramène des masses de bouillie cancéreuse et des fragments de la capsule très épaissie. Une partie du néoplasme étant ainsi extraite par morcellement, on peut enfin déloger et amener au dehors le reste de la tumeur, c'est-à-dire sa partie supérieure moins altérée, plus résistante et qui se prolongeait très haut. Après avoir isolé, lié et coupé l'uretère, on isole le pédicule, large de 3 centimètres, sur lequel on place une longue pince de Péan, qui est laissée à demeure et on complète l'ablation du néoplasme. On place un gros drain dans la partie lombaire de la plaie et on la bourre avec de la gaze iodoformée. La partie de l'incision correspondant à la paroi latérale de l'abdomen est suturée. Le pansement est complété avec de l'ouate phéniquée et de l'ouate de tourbe.

Le malade étant très affaibli après l'opération, on lui fait deux ou trois injections sous-cutanées d'éther. Il prend un peu de rhum et du lait dans la journée. Pas de vomissements, ni nausées. Dans l'après-midi et dans la nuit, il a beaucoup souffert à cause de la pince qui faisant saillie en dehors de la plaie, l'empêchait de changer de position. Les suites de l'opération ont été très simples, et le 21 février le malade était entièrement guéri.

A ce moment un résultat très net est acquis, c'est la disparition complète de la douleur très pénible, à la pression de la région épigastrique, et la cessation des crampes d'estomac qui faisaient tant souffrir le malade après ses repas et pour lesquelles il s'est présenté à l'hôpital. La moyenne des urines par vingt-quatre heures, depuis l'opération jusqu'au 21 février, a été de 1,615 grammes et s'est élevée jusqu'à 2,500 gr. (21 février).

Les points intéressants de cette observation sont donc :

1° Les douleurs épigastriques accompagnées de vomissements qui paraissent avoir marqué le début de la tumeur et qui n'étaient accompagnées d'aucune douleur du côté du rein ;

2° L'absence de varicocèle, malgré la présence d'une tumeur maligne volumineuse ;

3° La polyurie constatée avant et après l'opération ;

4° La constance du chiffre moyen de l'urée, qui avant comme après l'opération, a été de 17 gr. 32. Le signe invoqué par MM. Rommelaere et Thiriar était donc ici, comme dans bien d'autres cas, en défaut ;

5° Le volume considérable de la tumeur épithéliale et son peu de retentissement sur l'état général ;

6° L'absence de sonorité sur la partie antérieure de la tumeur et la sensation de cordon aplati dû à la présence du côlon.

L'examen histologique de la tumeur a été fait par M. le professeur Nepveu, qui a trouvé un épithélioma colloïde du rein.

Obs. 22. — *Adéno-carcinome du rein droit. Néphrectomie. Guérison.* — ULLMANN. *Soc. Imp. Roy. de méd. de Vienne*, 14 janvier 1887. — Femme qui, il y a un an, fut prise de douleurs pendant la miction et s'aperçut qu'elle avait dans l'hypocondre droit une tumeur qui augmentait de plus en plus de volume et déterminait des nausées et des vomissements. Urine toujours claire. Tumeur dans l'hypochondre droit, mobile, solide, à surface lisse, pouvant être déplacée dans la région lombaire. Mate à la percussion. En injectant de l'eau dans le rectum les intestins se plaçaient en avant de la tumeur.

Le professeur Albert diagnostiqua une tumeur du rein.

Le 21 novembre, opération ; incision de 20 centimètres, étendue de la 11º côte droite vers la ligne médiane, ligature de l'uretère et cautérisation au thermocautère. Ablation du rein. Suture du péritoine déchiré ; drainage en bas ; réunion de la plaie par des sutures.

Actuellement la malade est en bon état. Le rein enlevé pèse 840 grammes : il s'agit d'un adéno-carcinome.

Obs. 23. — *Néphrectomie pour carcinome du rein. Guérison.* — Israel. 16º *Congrès de la Soc. allem. de Chirurgie*, avril 1887. Berlin, in *Ann. génito-urin*, 1888. — Jeune homme de 21 ans, boulanger, qui, en soulevant un sac de 100 kilog. ressentit à la région rénale gauche une très vive douleur irradiée vers le testicule.

Après avoir présenté pendant quelques jours une diminution très notable de la sécrétion urinaire, il eut des hématuries. En faisant faire au malade de profondes inspirations, et en palpant le rein par la partie antérieure, on sentait vers l'extrémité inférieure de l'organe une petite tumeur mamelonnée et dure de la grosseur d'une noix, que l'on prit d'abord pour un calcul rénal. Mais les hématuries ayant augmenté, et la tumeur s'étant accrue, et devenant plus dure, on diagnostiqua une tumeur maligne.

Par une incision parallèle au bord antérieur du carré lombaire et par une seconde incision, partant de la première et parallèle à la 12º côte, le rein fut mis à nu et sa capsule incisée. Il fut ainsi facile de découvrir la tumeur, qui était un carcinome développé aux dépens de la substance corticale et faisant saillie à la surface de l'organe. Tout le rein fut extirpé. Les suites de l'opération furent excellentes, sauf l'état de collapsus très effrayant qui suivit immédiatement l'intervention et qui nécessita une dizaine d'injections sous-cutanées d'éther.

Obs. 24. — *Epithélioma volumineux du rein gauche. Ablation par la voie abdominale. Guérison complète depuis vingt-huit mois.* - Terrillon. *Société de chirurgie*, 4 juin 1890. — Mme X..., âgée de 45 ans, entrée le 1er février 1888, à la Salpêtrière. Sans accuser aucun antécédent héréditaire ni personnel, elle fait remonter à six mois l'origine de sa maladie. Elle eut alors, pendant 8 jours, de violentes douleurs du côté gauche, suivies d'hématuries pendant trois à quatre jours. Le liquide était du sang pur ; la miction n'était pas douloureuse. Au même moment, la malade s'aperçut qu'elle avait dans le flanc gauche, une grosseur douloureuse à la pression. Ce dernier phénomène a été toujours en s'aggravant ; presque nulles au repos, les douleurs sont provoquées, très vive par le moindre palper, le moindre mouvement et surtout par la marche. Il n'y a pas eu d'autre hématurie.

A son entrée à l'hôpital, la malade est très amaigrie. Elle est couchée depuis un mois sans quitter le décubitus latéral droit, le côté gauche étant très douloureux. Ses urines sont sanguinolentes, fétides, albumineuses et un peu purulentes. Elles laissent un dépôt assez abondant. Quantité rendue en 24 heures : 1,150 grammes. Au microscope, on trouve des globules rouges et des leucocytes. Densité, 1,016 ; urée 17 gr. par litre ; albumine 0 gr. 42 par litre. L'examen local révèle une saillie arrondie au niveau du flanc. Si la malade est couchée sur le ventre, on observe, au lieu de la saillie, un effacement du méplat normal : en palpant alors les deux régions lombaires, on perçoit une résistance marquée à gauche. Le flanc saisi entre le pouce et les autres doigts est plus volumineux de ce côté. La malade étant sur le dos, les veines superficielles de la fosse iliaque apparaissent plus nombreuses et plus volumineuses à gauche.

Enfin, à la palpation, on sent dans le flanc gauche une masse arrondie, un peu bosselée, rappelant la forme du rein, du volume des deux poings environ et de consistance ferme. En arrière, elle s'étend vers la région lombaire qu'elle occupe tout entière ; en avant, elle s'approche à deux travers de doigt de l'ombilic. En haut, elle s'insinue sous les fausses côtes, de sorte qu'il est difficile de percevoir sa limite supérieure. En bas, elle est située à deux travers de doigt d'une ligne horizontale passant par l'épine iliaque antéro-supérieure. Cette masse présente des ballottements manifestes, mais on ne parvient à lui imprimer de mouvements, ni dans le sens vertical, ni dans le sens transversal. Lorsque l'intestin est vide, on sent en avant et un peu en dehors un cylindre vertical roulant sous le doigt. La percussion donne la sonorité intestinale. L'ablation est décidée et sera faite par la voie péritonéale.

Opération (22 février 1888). — Une incision en dehors du muscle droit sur la partie la plus saillante de la tumeur fournit une ouverture suffisante du péritoine. On rencontre le côlon descendant et une anse d'intestin grêle qui sont écartés et entre lesquels le feuillet profond du péritoine épaissi est incisé. Au-dessous, un tissu épais et vasculaire cache encore le rein malade. Toutes ces parties sont saignantes, difficiles à séparer et on a de la peine à se faire un jour suffisant pour décortiquer. La capsule graisseuse est dénaturée, épaisse et accolée au rein avec lequel il faut l'enlever. On arrive très péniblement à séparer le rein de ses attaches. Il existe surtout en haut et en arrière un prolongement qui ajoute à la difficulté de ce temps de l'opération. Enfin, la tumeur est attirée hors de l'abdomen ; le pédicule est épais, lardacé et peut-être envahi par le néoplasme. On enlève autour des vaisseaux le plus de tissu qu'il est possible, et l'on fait deux ligatures simples avec un gros cordon de soie. Le rein est alors enlevé et le pédicule coupé au niveau du bassinet. On termine en suturant les lambeaux de la décortication à la plaie abdominale, d'après le procédé indiqué par M. Terrier, pour isoler la cavité du péritoine. Celle-ci est réunie en partie, le fond en est comblé avec de la gaze iodoformée. L'opération a duré une heure trois quarts.

Suites opératoires. — Les premiers jours qui suivirent, la malade eut de la fièvre, fut agitée. On pensa à l'intoxication iodoformée, et, en effet, avec l'emploi du salol, le calme revint ; la plaie se réunit peu à peu. Au bout d'un mois, une fistule étroite et profonde, qui s'était établie, cessa de donner du liquide.

Examen anatomique de la tumeur. — La tumeur rénale a été examinée aussitôt après son ablation. Elle pesait 485 grammes et mesurait 17 centimètres sur 8. Sa forme était généralement celle du rein. A sa partie moyenne et surtout à sa partie postérieure elle présentait de grosses bosselures gris rougeâtre, de consistance molasse et intégralement recouvertes par la partie épaissie et adhérente. L'extrémité inférieure, au contraire, a gardé la forme, la couleur et la consistance normales, avec cette différence qu'en enlevant la capsule on trouve une surface finement bosselée, constituée par de petits kystes à contenu citrin, indiquant des lésions de néphrite interstitielle.

Du côté du hile, la section a porté sur le bassinet en rasant le bord interne du rein. La paroi du bassinet paraît saine, sauf en un point en avant, où pénètre un épaississement d'aspect grisâtre, transparent. A travers l'ouverture du bassinet, on voit, faisant hernie, deux masses de forme conique, de couleur jaune rougeâtre et d'une consistance mollasse qui ne rappelle en rien l'aspect rosé et charnu des papilles rénales.

Sur une section faite du bord convexe du hile vers la partie inférieure, et formant à peu près le cinquième de la masse totale, on observe du tissu néoplastique. A la périphérie, ce tissu, au niveau des grosses bosselures, présente une coloration jaune rougeâtre, une consistance mollasse et çà et là quelques points hémorrhagiques ; au centre, vers le hile, il est ramolli, friable, blanc jaunâtre. La capsule qui recouvre cette partie néoplasique est épaisse de 1 millimètre, très adhérente et très résistante. La transition entre la partie saine et la partie néoplasique est brusque, et il semble qu'on pourrait, à l'aide des doigts, énucléer l'une de l'autre. Enfin on trouve, adhérent au hile et à la face postérieure de la tumeur, un grand lambeau d'enveloppe cellulo-adipeuse, dur et épais d'environ un demi-centimètre.

L'examen microscopique, pratiqué dans le laboratoire du professeur C o r n i l, indique un épithéliome du rein.

État actuel (2 juin 1890). — Depuis son opération, qui date de vingt-huit mois, cette malade, qui était très amaigrie avant l'opération, a augmenté de vingt livres et se porte très bien. Comme elle est infirme (par accidents cérébraux), on l'a fait entrer à la Salpêtrière comme pensionnaire ; aussi, elle a pu être surveillée avec soin. La quantité d'urine fournie par l'autre rein est de 1,200 grammes en moyenne par jour.

Obs. 25. — *Cancer du rein. Néphrectomie. Guérison.* — Thiriar. *Presse médic. Belge*, Bruxelles, 1890. — E... J..., 58 ans, tailleur, entre à l'hôpital Saint-Jean, en juin 1889, dans le service du Dr T h i r i a r. Il est fortement amaigri, cachectique, de teint jaune paille. Il se plaint depuis un grand nombre d'années de douleurs lombaires vagues, tenaces. Depuis quelque temps, il s'aperçoit du développement progressif d'une tumeur volumineuse dans la région du rein gauche.

A plusieurs reprises il a eu des urines sanglantes.

La palpation dénote une tumeur depuis les lombes jusque sous les fausses côtes à la partie antérieure, irrégulière, bosselée, de consistance molle donnant l'idée de fluctuation, pas de battements, ni de souffles. Cette tumeur ne suit pas les mouvements du diaphragme ; ballottement rénal net ; pas de varicocèle ; Urines légèrement troubles, avec quelques globules blancs, beaucoup de globules rouges, quelques cellules épithéliales du rein.

8 juin. Néphrectomie lombaire, par une incision en L. L'atmosphère adipeuse a disparu ; le rein adhère partout, surtout à la rate. La capsule propre est incisée, décortication du rein, morcellement de la tumeur. Fortes ligatures en chaîne sur le pédicule. Hémostase. Drainage. Sutures.

Suites opératoires excellentes ; le 16e jour, exeat avec guérison. Depuis, pas de nouvelles du malade.

Le volume du rein est d'une tête d'enfant. Le diagnostic histologique fut carcinome du rein avec kystes, les uns à liquide clair, les autres hémorrhagiques.

Obs. 26. — *Carcinome du rein. Néphrectomie. Guérison.* — Stetten (de Königsberg). *16e congrès des chirurg. allem.* 1887. — Femme de 51 ans, ayant un carcinome d'un rein mobile.

Début en janvier 1887, par fatigue générale, fièvre.

Le 14 mars 1887. Laparotomie, pour pouvoir explorer le foie au point de vue de carcinome possible ; l'opération dura 1 heure 1/4.

Ligature du pédicule en masse : peu d'hémorrhagie.

Guérison par première intention après deux pansements : l'abdomen resta souple, sans douleur à la pression ; pas de tuméfaction ni d'endolorissement dans la région du rein gauche.

Le 6e jour après l'opération la fièvre reparaît, 39°,8.

Le 10e jour M. Naunyn trouve de la péricardite et de la pleurésie.

Aujourd'hui 5 avril on peut considérer la malade comme guérie, elle a quitté son lit.

Obs. 27, 28, 29. — (Il nous a été impossible de nous procurer les observations détaillées.) Kaarsberg (F.), in *Ark. nord med.* (Stockholm, 1887, nos 5 et 7), XIX, donne un cas de *néphrectomie pour cancer du rein. Résultat ?* — Berg (J.), in *Hygica* (Stockholm, 1887, XLIX, p. 234-246) donne également un cas de *néphrectomie pour cancer du rein. Résultat ?* — Roberts (W. O.), in *Ann. Pract. and News.* (Louisville, 1888, n. s., VI, 33-35) donne aussi un cas de *néphrectomie pour sarcome. Résultat ?*

Obs. 30. — A. Köhler. *Ann. Charité,* Berlin, 1886, volume XIII, 1888, p. 542. — *Grosse tumeur du rein droit. Laparotomie. Mort.* — Homme de 42 ans. Depuis 10 semaines, soi-disant à la suite d'un traumatisme, est apparue une grosse tumeur abdominale à développement rapide dans les dernières semaines.

Œdème des membres inférieurs et des organes génitaux. Circonférence de la moitié droite de l'abdomen à la hauteur de l'ombilic, 49 centim., de la moitié gauche 45 centim.

Ponction exploratrice négative. Matité hépatique du 4e espace intercostal jusqu'à un doigt au-dessus du bord costal, puis étroite bande de sonorité tympanique, au-dessous matité absolue dépassant à gauche, d'une main, la ligne médiane.

Pas de troubles de la miction. Urine normale.

La laparotomie conduit sur une tumeur adhérente à la paroi abdominale qu'on ne peut détacher. On referme la plaie. Pas de fièvre, pas de douleurs, pas de vomissements, mais affaiblissement progressif et mort 5 jours après.

Autopsie. — Sarcome à cellules allongées, très volumineux, du rein droit. Rein gauche hypertrophié. Pleurésie chronique. Péritonite chronique. Anasarque.

OBS. 31. — J. HOMANS. *Med. News.* Philad., 1889, LIV, 909. — Cancer du rein droit. Néphrectomie. Guérison.

OBS. 32 — HULKE. *Lancet.* Lond., 1887, II, 1065). — C'est un large myxome englobant le rein gauche, enlevé avec le rein par laparotomie. Guérison. Au bout de 12 mois récidive du néoplasme. Mort.

OBS. 33. — *Néphrectomie pour carcinome médullaire. Mort.* — J. A. WYETH. *N. Y. med. Journ.*, 1888, p. 601. — Miss D..., 36 ans, présente depuis plusieurs années des douleurs vives dans la région du rein gauche, attribuées à un calcul rénal, bien qu'il n'y ait pas de calcul dans les urines. Les crises revenaient à intervalles variant de quelques jours à quelques semaines ; l'urine à chaque paroxysme était sanglante, et claire après.

Trois ans après le début, nouvelles crises et douleurs à gauche. La malade est maigre, mais l'examen à cette époque ne montre pas de tumeur. Quand on l'examine actuellement, on trouve une tumeur à gauche de l'abdomen, étendue depuis les côtes jusqu'à la crête iliaque, ellipsoïde, à grand diamètre vertical. Douleur à la pression et aux tentatives de mobilisation. La tumeur est un peu mobile. L'examen de l'urine indique que l'un des reins est pris, mais que l'autre est suffisant. Le professeur Janeway conclut à un néoplasme.

L'opération par la voie lombaire indique bien que c'est le rein. Incision en T d'abord verticale, puis transverse. Opération rétro-péritonéale. Partie culminante de la tumeur à la 12e côte. Durée, trois heures ; peu d'hémorrhagie, mais dissection très pénible. Pendant la fin de l'opération, il faut faire des injections sous-cutanées de wisky. La malade revient mal à elle, deux heures après la fin de l'opération. Mort cinq heures après. L'examen histologique donne un carcinome médullaire.

OBS. 34. — *Néphrectomie abdominale pour adénome du rein.* —

R. Weir. *N. Y. med. Journ.*, 1887, p. 315, tome XIV. — Homme de 35 ans, souffrant depuis deux ans de douleurs lombaires gauches, et d'hématuries attribuées à un calcul rénal. Les paroxysmes douloureux étaient séparés par de longs intervalles et étaient accompagnés ordinairement par l'émission de graviers.

Dans l'année précédente, les douleurs s'étaient accrues, elles étaient persistantes dans la région lombaire gauche, exaspérées par la marche et la voiture : en même temps, l'hématurie s'exagérait. Dans le flanc gauche, on trouve une tumeur arrivant près de l'ombilic, jusqu'au-dessous des côtes ; elle est assez mobile à la palpation bimanuelle. L'urine est toujours sanglante.

Croyant à un calcul du rein, on fit une incision exploratrice verticale, comme pour la néphrotomie, dans le flanc gauche. C'était le 11 décembre 1886. Le rein fut mis à découvert, on n'y sentit pas de calcul ; la ponction n'en révéla pas davantage. L'examen fit voir que le rein était trop volumineux pour être enlevé par l'incision lombaire ordinaire ; on diagnostiqua un sarcome.

Le 20 janvier 1887, on fit la néphrectomie par la voie abdominale, en incisant en dehors des muscles droits. Après l'ablation du rein, on fit la suture du péritoine pariétal en avant.

Suites opératoires bonnes, pas de péritonite. Lavements alimentaires. Température 101°,7 Farenheit.

Au 6e jour, changement des drains. La plaie antérieure est guérie par première intention.

Un incident opératoire avait marqué la fin de l'opération, où on avait cru par erreur, avoir laissé une éponge dans la plaie. Pas de conséquences graves.

Le rein enlevé était volumineux, irrégulier, bosselé. A la section on vit un néo-plasme, que l'histologie démontra adénome (?). Ulcérations du bassinet et granulations miliaires sur la muqueuse.

Obs. 35. — *Néphrectomie du rein gauche pour tumeur. Blessure du côlon. Guérison.* — Dittel. *Soc. impériale des médecins de Vienne*, 15 avril 1887. — Femme dont Dittel a enlevé le rein gauche pour tumeur. Néphrectomie lombaire. Au cours de l'opération blessure du côlon descendant incisé avec les téguments. Il fallut 3 séances de suture pour obtenir la guérison définitive.

Obs. 36. — *Carcinome du rein. Néphrectomie. Mort.* — Rawdon. Manuel de Roberts. — Fille de 16 mois, opérée d'un carcinome de 16 livres 1/2 par la voie abdominale, incision médiane. Morte de collapsus cinquante heures après, septembre 1882.

Obs. 37. — *Carcinome du rein. Néphrectomie. Mort.* Halsted, in Th. Guillet. — Néphrectomie abdominale pour carcinome du rein. Mort.

Obs. 38. — *Carcinome du rein. — Néphrectomie. Mort.* — Thomas in Th. Guillet. — Néphrectomie abdominale pour carcinome. Mort de choc.

Obs. 39. — *Carcinome du rein. Néphrectomie. Mort.* — NICOLADONI. *Wiener med. Press,* 1886 — Femme de 35 ans, atteinte de carcinome du rein. Néphrectomie par la voie abdominale. Morte au bout de quatorze heures.

Obs. 40. — *Sarcome du rein. Néphrectomie. Guérison.* — BARDEN-HEUER. *Berlin. klin. Woch.,* 1887. — Homme de 26 ans, porteur d'un sarcome du rein, opéré par la néphrectomie lombaire. Guérison.

Obs. 41. — *Sarcome du rein. Néphrectomie. Mort.* — CZERNY. *Transact. of chir. internat. Congress,* 1881. — Femme de 45 ans, portant un sarcome du rein gauche, opérée le 7 mai 1881 par la néphrectomie abdominale. Morte le 48e jour. Péritonite. Abcès de la parotide.

Obs. 42. — *Sarcome du rein. Néphrectomie. Mort.* — LITTLE. *Dublin med. Journ.,* 1873. — Enfant de 4 ans.

Obs. 43. — RECZEY, in Th. GUILLET. — Sarcome du rein, opéré par néphrectomie abdominale. Mort.

Obs. 44. — KOCHER. *Deutsch. Zeitsch. f. Chir.* Bd IX. — Adulte. Sarcome d'un rein flottant. Néphrectomie. Mort.

Obs. 45. — *Sarcome du rein. Néphrectomie. Guérison.* — DEMONS. *Soc chirurgie,* 1886. — Sarcome rénal chez une femme. Néphrectomie abdominale. Guérison.

Obs. 46. — ALBSBEHG. *Deutsch med. Woch.,* 1886, 6 décembre. — Enfant de 5 ans, sarcome du rein, opéré par néphrectomie abdominale. Guérison.

Obs. 47. — KUMMEL. *Deutsch med. Woch.,* 1886. — Femme de 52 ans, sarcome du rein enlevé par la voie abdominale. Mort de pneumonie, 7 semaines après.

Obs. 48. — TRENDELENBURG. *Berlin. klin. Woch.,* 5 juillet 1886. — Enfant de 9 ans ; ablation d'un sarcome du rein. Guérison.

Obs. 49. — SCHEVEN et RIBBERT. *Berl. klin. Woch.,* 5 juillet 1886. — Fille de 4 ans. Sarcome enlevé par néphrectomie. Mort 6 jours après.

Obs. 50. — HOMANS. *Boston med. Journ.,* 1883. — Enfant. Sarcome du rein. Néphrectomie. Guérison.

Obs. 51. — *Sarcome du rein. Néphrectomie. Mort.* (Empruntée à la

Thèse Aug. Dumont, 1889, Paris. — Henri Ch..., âgé de 5 ans, entre le 15 avril 1889 à l'hôpital des Enfants-Malades, salle Bouchut, n° 8.

Antécédents. — Quelques membres de sa famille sont soupçonnés de tuberculose. Il est né à terme, nourri au sein jusqu'à l'âge de 13 mois, a marché à 11 mois et parlé à 15 mois. A 2 ans, eut une rougeole sans accidents, il va à l'école depuis un an.

Début. — Il y six mois, au dire des parents, que l'affection aurait débuté, à la suite de mouvements violents imprimés à l'enfant par un jeune homme qui jouait avec lui et le saisissait à pleines mains par les flancs pour le soulever de terre. Le jour même se déclarèrent de vives douleurs dans l'hypochondre gauche, douleurs assez intenses pour arracher des cris à l'enfant ; elles durèrent deux heures puis disparurent. Depuis lors, le petit malade se plaignit souvent de souffrances qui ne reprenaient un caractère aigu qu'à la suite de quelque exercice violent. L'enfant devint ensuite sujet à des vomissements verdâtres et à des diarrhées, reparaissant à des intervalles irréguliers, à peu près 2 ou 3 fois par semaine. Depuis deux mois environ, le teint a pris une coloration brune qui rappelle moins la nuance de l'ictère que la pigmentation propre au début de la maladie d'Addison. Cette coloration pigmentaire se retrouve aussi sur la peau du scrotum. En même temps s'est développée, dans l'hypochondre gauche, une tumeur à peu près indolore, dont la mère s'est aperçue par hasard, il y a 3 mois, en déshabillant l'enfant.

L'état général du malade est des plus satisfaisants, pas d'amaigrissement, il s'alimente bien et l'intelligence est parfaitement conservée.

Examen du malade. — A l'inspection de l'abdomen, on aperçoit une ampliation du ventre considérable, asymétrique, portant surtout sur le flanc gauche et formant une saillie globuleuse. A part leur teinte légèrement jaunâtre, les téguments sont normaux, pourtant au niveau de la tumeur, on croit pouvoir affirmer qu'elle ne suit pas les mouvements du diaphragme, ce qui éloignerait l'idée d'une tumeur de la rate ou du foie.

L'inspection de la région lombaire révèle une saillie assez marquée dans le flanc gauche. Il y a, en outre, de très légères dilatations veineuses sur tout le dos, mais sans limitation spéciale aux lombes.

La palpation permet de constater facilement l'existence d'une tumeur du volume de la tête d'un fœtus à terme, tumeur dure, située dans la cavité abdominale sans adhérence aux téguments qui ont conservé leur souplesse normale. En certains endroits, on perçoit des bosselures, mais nulle part l'existence de fluctuation ou de frémissement hydatique. Au milieu et au-devant de la tumeur, on sent un cordon aplati et mobile sous le doigt, c'est le côlon transverse. Si on cherche à délimiter cette tumeur, on remarque qu'en haut elle rejette les fausses côtes en dehors et qu'il est difficile à cet endroit de préciser sa délimitation exacte d'avec le foie et la rate. A droite, elle proémine jusqu'à un travers de doigt de l'ombilic, son bord à cet endroit est large et mousse et à convexité tournée vers l'anneau ombilical. En bas, elle descend jusqu'à six travers de doigt au-dessous du rebord costal et jusqu'à l'épine iliaque antéro-supérieure.

En arrière, nous avons vu qu'elle faisait une saillie dans la région lombaire. La main droite, placée dans la région lombaire gauche, peut communiquer à la tumeur des mouvements qui sont perçus par la main gauche appliquée sur l'hypochondre (ballottement). La palpation est absolument indolore.

La mensuration indique 14 centimètres de hauteur pour 13 centimètres de largeur et on trouve 29 centimètres de l'ombilic à la colonne vertébrale à droite, 37 centimètres de l'ombilic à la colonne vertébrale à gauche.

La percussion donne de la matité partout, sauf à la partie moyenne où il n'y a qu'une demi-sonorité ; cette matité existe également en arrière. La matité splénique ne paraît pas très élevée ; la matité hépatique monte jusqu'à 2 centimètres au-dessous du mamelon et descend au-dessous des fausses côtes, offrant une hauteur totale de 8 centimètres.

Rien à signaler dans les autres viscères, en dehors de quelques petits ganglions axillaires et inguinaux.

Une ponction de la tumeur n'a donné que des résultats négatifs. L'examen des urines n'a jamais révélé que la présence de quelques leucocytes, de cellules vésicales, de cristaux uratiques et phosphatiques, et que quelques hématies en très petite quantité. Le chiffre de l'urée a baissé depuis l'entrée à l'hôpital, il était au début de 4,19, actuellement il n'y a plus que 2,50.

24 mai. M. le Dr Quénu vient examiner le malade et confirme le diagnostic de M. Hutinel. L'anse intestinale est actuellement perceptible à la vue, en même temps qu'au toucher.

Le 28. L'enfant quitte le service pour entrer à l'hôpital Bichat et y être opéré par M. Quénu.

M. Quénu opère notre jeune malade, qui meurt quelques heures après et le soir même du jour de l'opération, par le choc opératoire, auquel il n'avait pu résister, bien qu'il eût perdu très peu de sang.

La tumeur était un sarcome à petites cellules rondes.

OBS. 52. — CLÉMENTI. VIe *réunion de la Soc. ital. de chir.* Bologne, 16-18 avril 1889. — Femme ayant des hématuries correspondant aux périodes menstruelles. Laparotomie. Sarcome du rein du volume d'une tête d'adulte. Guérison maintenue depuis 5 ans.

OBS. 53. — LANGE. *N. Y. med. Journ.*, 3 janvier 1891. In *Ann. gén. urin.*, mars 1891. — Dame de 65 ans : rein gauche saignant depuis 1 an, siège de douleurs extrêmement vives ; néphrectomie : opération incomplète car l'épithélioma avait un prolongement intéressant la colonne vertébrale. Plaie guérit rapidement.

Le 10 décembre 1890, deux mois après l'intervention, la malade avait déjà de la récidive (épithélioma vulvaire).

OBS. 54. — *Sarcome du rein. Néphrectomie. Mort.* — Thèse Aug.

DUMONT, 1889, Paris. — X..., petite fille âgée de vingt-huit mois, vient à la consultation de l'hôpital des Enfants-Malades, le 18 mai 1889.

Antécédents. — Les parents qui accompagnent l'enfant sont très bien portants. Cette fillette est née à terme, fut nourrie au biberon et a marché 13 mois. Rien à signaler, sauf de la constipation.

Début. — Elle se développait très bien, quand elle fut prise, il y a 6 mois, de douleurs de ventre que l'on attribua, sans trop y regarder, à une entérite. Depuis lors, l'abdomen est resté dur et ballonné ; mais il y a 5 semaines seulement, les parents ont remarqué l'apparition d'une saillie, dont le volume a beaucoup augmenté depuis huit jours. On mit des cataplasmes, des emplâtres, puis on fit une ponction sans résultats. Depuis quelques jours, on a noté de l'amaigrissement, cependant la petite malade est encore rose et fraîche.

État actuel. — A la palpation, on constate une tumeur dure, volumineuse et mamelonnée, qui fait saillie dans le flanc gauche, soulève les côtes et proémine en avant pour s'étendre jusqu'au flanc droit. En bas elle descend jusqu'à la vessie, en haut elle s'élève jusqu'au mamelon, à droite elle déborde l'ombilic de 3 travers de doigt. A la percussion, on perçoit de la sonorité en haut et à droite du côté de l'estomac, en avant au niveau de la saillie elle-même ; on constate de la matité dans l'hypochondre gauche, dans la fosse iliaque gauche et dans la plus grande partie du flanc droit. On sent le ballottement rénal du côté de la tumeur ou plutôt le contact lombaire (G u y o n). A la région lombaire, on sent en plaçant l'enfant sur le ventre que la loge rénale est déprimée ; le rachis présente une double incurvation à droite dans la région lombaire, à gauche dans la région dorsale. Les veines abdominales dilatées forment en outre un réseau bleuâtre. Absence d'engorgement ganglionnaire dans l'aisselle, dans le creux sous-claviculaire et dans l'aine.

La circonférence du corps mesure 52 centimètres à l'ombilic. L'autre rein est un peu plus développé et un peu plus bas qu'à l'ordinaire. M. le Dr H u t i n e l pose le diagnostic de tumeur maligne du rein et envoie l'enfant chez M. le professeur G u y o n. Elle entre à Necker, le 22 mai, dans le service de M. G u y o n, qui l'examine et diagnostique sarcome du rein ; l'opération est jugée urgente et le lendemain elle était exécutée avec les précautions antiseptiques les plus rigoureuses, mais le soir l'enfant eut une syncope et mourut consécutivement au choc opératoire. La tumeur était bien un sarcome du rein à cellules rondes.

Obs. 55. — KEYES. *Am. J. M. Sc. Philad.*, 1890 (549-558). — Adénome du rein. Néphrectomie. Guérison.

Obs. 56. — BROKAW. *Med. News Philad.*, 1891, LVIII, 313. — Néphrectomie pour un énorme myxo-sarcome du rein chez un enfant de 3 ans et quelques mois. (Nous n'avons pas pu avoir l'observation détaillée.)

Obs. 57. — *Strongle géant du rein expulsé en partie par l'urèthre chez un enfant de deux ans et demi.* — MAGUEUR (de Périgueux). *Jour-*

nal méd. de Bordeaux, 26 février 1888. Annales génito-urinaires, 1888. — Après plusieurs hématuries, un enfant de 2 ans 1/2, jusque-là bien portant, expulse par l'urèthre au prix de vives souffrances un fragment de strongle géant, long de 15 centim. et gros comme un porte-plume ordinaire. L'urine redevient claire et le petit malade semble revenir à la santé. Entre temps, on lui administre des anthelmintiques variés et il rend par l'anus trois lombrics et quantité d'oxyures. Au bout d'une quinzaine de jours, l'enfant expulse de nouveau par l'urèthre d'autres morceaux plus gros du même ver et il commence à maigrir et à perdre l'appétit. Depuis lors, tous les trois jours, des fragments de 4, de 6 centim. de long, plus gros que les premiers, sont rejetés avec l'urine et occasionnent des douleurs de plus en plus vives. Puis apparaît dans l'hypochondre gauche, entre les fausses côtes et la crête iliaque, une tumeur qui proémine sur le côté, devient dure et de plus en plus volumineuse, descendant jusque dans la fosse iliaque gauche, passant ensuite derrière l'ombilic et atteignant enfin la fosse iliaque droite. Une ponction aspiratrice en retire environ 100 gr. de liquide sanguin. Après cette ponction, la tumeur s'est un peu affaissée, mais l'état général ne se relève pas et le dépérissement fait des progrès. Les urines contiennent du pus et de l'albumine en grande quantité, des éléments épithéliaux et des tubuli; le liquide extrait par le trocart renferme les mêmes éléments. Nouvelles expulsions de fragments de vers de 8, de 12, de 15 centim. de long ; nouvelle ponction donnant les mêmes résultats que la première. Le ventre de l'enfant est énorme, l'état général des plus graves.

Sur les instances de la famille, la laparotomie est pratiquée avec toutes les précautions antiseptiques ; on tombe sur une poche à parois minces, tendues, très vasculaires. Avec le trocart à ovariotomie, on en retire une grande quantité d'un liquide noirâtre, tenant en suspension une bouillie épaisse analogue aux débris de cancer encéphaloïde. Mais un état syncopal grave de l'enfant force à interrompre l'opération ; on se contente de nettoyer vivement la cavité du kyste, d'y placer deux tubes à drainage pour y pratiquer des lavages et on suture. Pansement de Lister. Mort le lendemain ; pas d'autopsie.

OBS. 58. — Von FRISCH. Soc. imp. roy. des méd. de Vienne, 23 mars 1888. — Homme opéré le 19 février pour tumeur du rein gauche. Tumeur de 2,875 gr. Sarcome. Suites opératoires excellentes; plaie guérie par 1re intention sauf à l'angle inférieur qui donne issue à un tube à drainage.

OBS. 59. Sarcome du rein. — Néphrectomie. Mort. — R. W. STEWART (article de TAYLOR, traduit in Ann. gén.-ur., 1888). — Une enfant, une petite fille d'origine allemande, âgée d'un an et huit mois, forte et bien développée pour son âge, avait toujours eu l'air de bien se porter et était extrêmement vive. La saillie prononcée de son abdomen attira pour la première fois l'attention de la mère en avril 1886 ; et elle consulta aussitôt un médecin. Le Dr Stewart la vit pour la première fois au commencement de juillet. Peu de jours après on pratiqua avec soin l'examen de la malade avec l'anesthésie. On constata qu'une tumeur était située dans le côté droit et adhérait solidement dans la plaie qu'elle occupait dans la région lombaire. On pouvait faire pénétrer les doigts entre le bord supérieur de la tumeur et le foie et entre le bord inférieur et la crête iliaque. La tumeur avait une forme ovoïde et une surface lisse. On constatait la matité soit avec la percussion modérée, soit avec la percussion plus énergique, autour de la tumeur jusqu'à la ligne médiane du dos. Plusieurs ponctions aspiratrices ne firent sortir qu'un liquide épais, gélatineux et incolore, bien que la palpation ne fît constater aucune fluctuation profonde. Une anse intestinale que l'on prit à ce moment pour le côlon était située entre la tumeur et la paroi abdominale. Le diagnostic fut : dégénérescence du rein, et le pronostic donc absolument fatal à moins qu'on pût enlever la tumeur, ce à quoi les parents ne voulurent jamais consentir. On n'avait jamais constaté d'hématurie. L'examen de l'urine montra qu'elle était acide, d'une densité spécifique de 1020 et ne renfermait ni albumine ni sucre.

Le développement de la tumeur était très rapide et, dans l'espace de trois mois, elle avait acquis un volume assez gros pour devenir un obstacle à la respiration et au sommeil. Les parents virent alors que l'état de l'enfant était grave et demandèrent une opération. A ce moment, le sillon qui existait entre e foie et la tumeur avait à peu près disparu ; la tumeur avait emplété dans l'abdomen jusqu'à la ligne médiane, et s'étendait en bas jusqu'à la crête iliaque. Tous les autres organes de l'économie semblaient être parfaitement sains, et la tumeur commençait à n'intervenir que mécaniquement sur les fonctions digestives et respiratoires. Aussi, comme dernière ressource, on se décida à tenter l'opération, bien que tous ceux qui avaient examiné l'enfant pensaient qu'elle avait réellement peu de chances de succès, et qu'on avait perdu trois bons mois à attendre. On fit tous les préparatifs qui pouvaient, d'une façon ou d'une autre, avoir une influence favorable sur le résultat.

Dans l'après-midi du 9 octobre, j'enlevai la tumeur par la paroi abdominale antérieure, avec l'aide des docteurs Stewart, Rausohoff, Christopher, Wilder et Hendley. Je fis l'incision de Langenbuch, parce que la tumeur était trop volumineuse et trop résistante pour pouvoir être extraite par l'incision lombaire, et parce qu'on pensa que l'incision abdominale offrait plus de sécurité, et permettait d'explorer complètement les rapports de la tumeur et de mettre à jour l'existence d'adhérences dangereuses ou étendues. L'incision, modérément longue, fut allongée depuis le rebord des côtes jusqu'à la crête iliaque. La tumeur se présenta traversée à sa surface de bas en haut par le côlon ascendant Il n'y avait pas d'adhérences, de façon que le péritoine recouvrant la tumeur fut incisé et traversé sur le côté externe du gros intestin. On disséqua aussi rapidement que possible et on sépara de la tumeur le méso-côlon et le côlon. Bien que ce ne fût pas très difficile à exécuter, ce n'en fut pas moins une dissection ennuyeuse. Au niveau du segment inférieur de la tumeur, je levai plusieurs grosses veines, qu'on sectionna afin de pouvoir prolonger l'incision dans le péritoine. Ensuite je disséquai l'adhérence latérale du péritoine et les parties libres en arrière de la ligne où le péritoine se réfléchissait de la tumeur sur la paroi abdominale, et entre cette ligne et la colonne vertébrale. Je pus atteindre facilement le pédicule. La tumeur fut alors attirée à travers l'incision, le clamp appliqué sur le pédicule, celui-ci lié et sectionné.

Il n'y eut pas le moindre suintement sanguin à la surface de la large plaie formée par l'ablation de la tumeur, et après avoir coupé les ligatures et abandonné le pédicule, la plaie abdominale fut fermée, le pansement appliqué et l'enfant remporté dans son lit et entouré de bouteilles chaudes. L'opération avait duré une heure et demie, et l'enfant avait fort mal pris l'anesthésique. On fut obligé à plusieurs reprises d'enlever l'éther parce que la respiration devenait rare et le pouls faible, et deux fois il fut nécessaire de lui faire des injections hypodermiques de whisky pour stimuler le cœur qui faiblissait. L'enfant eut des vomissements répétés une fois au lit et reprit son entière connaissance. Néanmoins le cœur était faible et rapide, et n'obéissait à aucun stimulant. Deux heures après l'opération la petite malade mourut du shock.

L'autopsie ne fut pas permise. La tumeur était ronde avec une légère proéminence sur une face. A la coupe elle présentait une coloration blanc grisâtre réniforme, sauf sur la proéminence ovale qui était manifestement formée de tissu rénal. Juste entre ce rein et la tumeur proprement dite on voyait quelques kystes gros comme des billes. C'est d'un de ces kystes que provenait le liquide retiré par la ponction exploratrice. La tumeur pesait 830 grammes.

Les D⁰ˢ Stewart et Hendley firent des examens microscopiques de la tumeur et ils constatèrent que c'était un sarcome à cellules à piquants, traversé par des faisceaux de tissu cellulaire. Le rein lui-même était également sarcomateux, seulement on voyait çà et là quelques glomérules et les tubuli étaient complètement oblitérés.

Obs. 60. — *Obstruction intestinale ; laparotomie. Sarcome du rein gauche comprimant l'intestin. Néphrectomie transpéritonéale. Mort de choc.* — Jeannel. *Congrès chirurg.* Paris, 1886. — Le 19 juin 1886, à cinq heures du soir, je fus prié par M. L..., interne provisoire à l'Hôtel-Dieu de Toulouse, de voir, en l'absence de son chef de service, un malade atteint d'obstruction intestinale. Il s'agissait d'un homme de 45 ans, B..., Baptiste, domestique, entré à l'hôpital le 17 juin 1886. Point important à noter, c'est un pauvre d'esprit, presque un idiot.

Ses antécédents pathologiques sont les suivants : Il a été soigné à l'hôpital de Toulouse, pour syphilis, du 26 janvier 1886 au 25 février 1886. Il est entré en médecine, service de M. le professeur Bonnemaison, du 22 mars au 9 avril 1886 ; il accusait alors des phénomènes bizarres, se plaignait de l'estomac, disant qu'il avait un chancre stomacal ; quoi qu'il en soit, son billet de sortie ne porte pas de diagnostic. Enfin j'ai appris plus tard, au moment même où il était couché sur la table d'opération, qu'il avait été soigné en ville, un an auparavant, pour des phénomènes d'obstruction intestinale ayant succédé à une débauche de figues, qui avaient été attribués à une entérocèle de la ligne blanche, située au-dessus de l'ombilic, et avaient cédé au traitement médical au bout de quarante-huit heures.

Ainsi personne n'avait jamais parlé ou ne s'était douté de l'existence antérieure d'une tumeur abdominale, et quant au malade lui-même, déjà dénué d'intelligence, il était, au moment où je le vis, dans un état de souffrance et d'agitation tel qu'il était incapable de donner le moindre renseignement précis et qu'il n'en donna pas en effet.

Voici cependant ce qui me fut raconté par l'interne. Le lundi 14 juin, le malade dit avoir mangé une grande quantité de pommes de terre ; le lendemain 15, il fut pris de violentes coliques et ne put aller à la selle ; il affirme aussi n'avoir pas rendu de gaz par l'anus depuis ce moment-là. Puis le ventre se tendit, se ballonna.

Le 17, les phénomènes ayant persisté, il entra à l'hôpital. Le ventre était alors très ballonné ; l'interne constata dans le flanc gauche une masse pâteuse, douloureuse, mate, s'étendant vers la région épigastrique au-dessus de l'ombilic dans la région du côlon transverse et descendant même dans le flanc gauche sur le trajet du côlon descendant. Cette tumeur avait le volume des deux poings, le ballonnement du ventre empêchait d'en suivre les limites profondes. Le malade avait des hoquets, bientôt suivis, le 18, de vomissements dont la nature fécaloïde fut bien reconnue. On prescrivit un traitement médical : purgatifs, qui redoublèrent les vomissements ; lavements d'eau de seltz ; onctions belladonées ; électrisation avec un rhéophore dans le rectum, l'autre sur l'abdomen au niveau de la tumeur ; enfin un lavement purgatif avec du séné, du sulfate de soude et de l'huile de croton. Celui-ci fut rendu avec du liquide intestinal, sans matières fécales.

Je vis le malade le 19, dans la soirée. Il urinait seul, n'avait pas froid (T. 37°,8) ; le pouls était régulier, normal ; la langue et le nez étaient chauds, la physionomie exprimait la souffrance ; le malade se plaignait vivement, pleurant et se tordant dans son lit. Le ventre était ballonné et très tendu. On sentait dans le flanc gauche, sous le rebord costal, une tumeur du volume des deux poings, étendue d'un côté vers la région sus-ombilicale, dans la direction du côlon transverse ; d'un autre côté, vers le flanc gauche, dans la direction du côlon descendant. Cette tumeur, entourée en dedans vers la ligne médiane et l'épigastre, en dessus sous les côtes et en dehors vers la région lombaire, par une zone d'une sonorité tympanique, ne pouvait être exactement délimitée. En bas et tout à fait en arrière, près de la colonne, il y avait de la matité. La tumeur était régulière, rénitente, mais tellement douloureuse que l'exploration complète en était impossible : le ventre était du reste douloureux au toucher dans toute son étendue. Le malade avait des hoquets, des nausées ; il y avait à la tête de son lit un bassin contenant des matières vomies, de couleur jaune et odorantes. La quantité d'urine rendue n'a pu être appréciée, le malade urinant dans son lit. Le malade disait n'avoir pas rendu de gaz par l'anus depuis son entrée.

Étant donnés les renseignements qui m'étaient fournis, j'éliminai l'idée d'un étranglement interne par invagination ou par bride, et je portai le diagnostic d'obstruction intestinale à forme chronique, sans trop m'en expliquer la cause. Il existait bien, au niveau de la ligne blanche ou de l'ombilic, une hernie épiploïque, mais celle-ci n'était ni tuméfiée ni particulièrement douloureuse, et n'avait aucun rapport avec la tumeur.

Qu'était donc cette tumeur? Une masse fécale? Je l'admis, faute de meilleure hypothèse, étant données l'absence d'antécédents connus et la notion de la débauche de pommes de terre avouée par le malade. J'insiste, du reste, sur ce point, que celui-ci ne nous disait point posséder une tumeur dans le ventre avant l'explosion des accidents actuels. Quoi qu'il en soit, je ne vis pas urgence à opérer, vu les allures lentes des accidents. Je fis renouveler le lavement purgatif au séné, au sulfate de soude et à l'huile de croton (trois gouttes), en prescrivant à l'interne de l'administrer lui-même à l'aide d'une œsophagienne très molle, portée le plus haut possible dans l'intestin. Celle-ci pénétra à trente-cinq centimètres, là elle fut arrêtée; si on la poussait plus avant, l'irrigateur ne marchait pas; si on la retirait un peu, l'irrigateur fonctionnait; il semblait donc bien prouvé par là qu'il existait réellement une obstruction du côlon descendant. Le lavement fut rendu tel quel.

Le dimanche 20 juin, l'état du malade était le même; toutefois, il n'y avait pas eu de vomissements, mais un hoquet continuel depuis la veille. T. 37°,8. Pouls 95. Je prescrivis 10 centigr. d'extrait alcoolique de belladone, en cinq pilules, à prendre une toutes les demi-heures, puis un nouveau lavement; le tout précédé d'un lavage de l'estomac. Il n'en résulta pas d'amélioration bien sensible.

Le lundi 21 juin, le ventre est un peu moins tendu, et la tumeur, mieux explorable, apparaît bien grosse et bien profonde, si bien que l'hypothèse d'une tumeur stercorale soulève des doutes. Le patient réclame à tout prix du soulagement. Aucun signe urinaire.

Opération. — J'opère, assisté de MM. les D⁽ˢ⁾ Dupin, Dupau et Bézy, médecins et chirurgiens des hôpitaux de Toulouse, et des élèves du service. Antisepsie rigoureuse. Incision sur la ligne blanche d'environ dix centimètres, le milieu étant à l'ombilic. L'hémostase faite, ouverture du péritoine; l'intestin grêle, ballonné, fait aussitôt hernie en masse, sans qu'il soit possible de le contenir; il est enveloppé de linges chauds et confié aux soins de M. Bézy. Pas de liquide dans la cavité péritonéale. J'essaie d'introduire la main dans le ventre, sans y parvenir, vu la tension des parois et la place occupée dans l'incision par l'intestin. J'agrandis l'incision en haut et en bas; nouvelle issue de l'intestin et de l'épiploon, qui sont reçus et protégés par M. Bézy. J'introduis la main vers la gauche et je trouve une tumeur du volume d'une tête d'enfant, lisse, sillonnée de vaisseaux, bridée par une bande longitudinale tachée de noyaux graisseux et qui tient la place du côlon descendant. Je considère que c'est une bien grosse masse pour être l'intestin. En haut, elle va sous les côtes, en arrière vers la colonne, où elle semble solidement fixée; en dedans elle est appliquée contre le mésentère et se confond avec lui dans la profondeur. Je cherche à reconnaître ses rapports avec l'intestin, mais ne puis y parvenir, tant la manœuvre de la main dans l'abdomen est difficile, en raison du peu d'espace donné par l'incision dont les lèvres sont fortement tendues et qui cependant mesure actuellement au moins vingt centimètres.

Je me décide alors, pour obtenir plus d'espace et pouvoir agir, à pratiquer une incision transversale perpendiculaire à l'incision médiane et tombant sur le milieu de celle-ci. L'incision abdominale se trouve être ainsi une incision en ⊢. L'incision médiane mesure 20 centim., l'incision transversale 15 centim. La tumeur est ainsi accessible ; je ne lui trouve pas de rapport avec le côlon transverse, qui file en haut et en arrière d'elle ; je constate seulement qu'elle est partiellement logée dans le mésentère qu'elle dédouble ; mais la majeure partie est développée en dehors de ce feuillet. Comme il existe une certaine fluctuation, je pratique une ponction avec un gros trocart ; un peu de sang noir s'écoule, mêlé de quelques grumeaux grisâtres analogues à des caillots anciens d'anévrysme. Il ne s'agit pourtant pas assurément d'un anévrysme ; il ne s'agit pas non plus d'une tumeur née primitivement dans le mésentère, car il n'existe ni ascite ni adénopathie, et la tumeur ne siège que partiellement entre les feuillets du mésentère, elle est en grande partie logée dans la gouttière vertébrale. Je m'arrête au diagnostic de tumeur du rein infiltrée dans le mésentère.

Il est facile de voir, du reste, que la tumeur est encapsulée dans une sorte de coque faite de tissu lardacé. Je déchire cette coque, qui a environ un demi-centimètre d'épaisseur, de haut en bas parallèlement à la colonne vertébrale ; puis, prudemment, lentement, liant tout ce qui saigne ou menace de saigner, je décortique avec la main la masse néoplasique d'abord en dedans, puis en bas, en dehors et en haut. J'arrive en bas sur un gros cordon, je le sectionne entre deux ligaments ; c'était l'uretère, bien reconnaissable à sa coupe. Continuant la décortication en avançant toujours vers la colonne dans tous les sens, j'arrive péniblement à former un pédicule dirigé vers la colonne vertébrale et contenant deux grosses veines et une grosse artère. Ces vaisseaux sont isolés et liés avec du gros catgut. Trois coups de ciseaux libèrent alors la tumeur, qui est enfin enlevée. Je découvre alors en arrière, en dehors et en dessus de la place occupée par la tumeur, le côlon, qui était là comprimé, aplati, de teinte noirâtre, mais non sphacélé. Les débris de la capsule sont liés et réséqués de tous les côtés. L'épiploon est lié et réséqué ; la cavité abdominale est soigneusement nettoyée ; deux gros drains sont placés dans la partie déclive et sortent par l'angle externe de l'incision transversale. L'intestin, chauffé, nettoyé, épongé, est alors réintégré, mais ce ne fut pas sans une peine considérable. La plaie fut alors suturée au crin de Florence, mais il fut impossible d'affronter péritoine à péritoine, la paroi abdominale, rigide et distendue par l'intestin toujours ballonné, s'y opposa. L'opéré était faible et un peu froid ; dix seringues d'éther, de un gramme chacune, furent injectées sous la peau pendant le cours de l'opération, dont la durée avait été de 1 heure 1/2. Le pouls se releva ; l'hémorrhagie en nappe avait été à la vérité abondante, mais non pas excessive. Pansement iodoformé compressif.

4 heures du soir. Réaction complète. Cathétérisme qui amène 300 grammes d'urines foncées en couleur. Un peu de hoquet. P. 112, T. 37°,8. Cathétérisme toutes les deux heures. Délire à partir de dix heures du soir.

22 juin. Mort à quatre heures du matin.

L'*autopsie* resta absolument négative, ni hémorrhagie ni péritonite.

L'intestin entier était intact ; mais le côlon descendant portait encore des traces de compression. La tumeur a le volume d'une tête d'enfant de dix à douze ans. Elle a conservé, à peu de chose près, la forme d'un rein avec son hile, mais elle offre trois grosses bosselures du volume d'un œuf ou d'une orange. Sur le hile on voit l'orifice béant des veines et de l'artère rénale et de l'uretère. Elle est enveloppée dans une gaine fibreuse, qui est la capsule propre du rein. Elle a une consistance inégale, ferme en certains endroits, au voisinage du hile pâteuse et molle en d'autres, surtout sur les bosselures. Sur une coupe dirigée suivant le plus grand diamètre, on constate un tissu néoplasique fondamental ferme au toucher, dissocié par plusieurs kystes, les uns gros comme une orange, les autres comme un œuf ou une noix. Le tissu néoplasique qui a remplacé toute la substance du rein est surtout condensé au voisinage du hile. Dans les kystes, on trouve tantôt une matière grisâtre disposée en couches stratifiées, réunies par des filaments fragiles et formant une masse pâteuse dans laquelle pénètre facilement le doigt ; tantôt la même matière, mais creusée au centre de la masse d'une cavité contenant un magma puriforme et rougeâtre ; tantôt enfin de véritables caillots rouges d'aspect encore gélatineux.

Le microscope montre que le contenu des kystes n'est autre que des caillots sanguins plus ou moins dégénérés, c'est-à-dire réduits à l'état granulo-graisseux : on voit encore des globules blancs et des globules rouges dans les caillots les plus récents noyés dans un magma granulo-graisseux de fibrine. Quant au tissu fondamental, on y reconnaît très aisément le tissu d'un sarcome à cellules rondes, pourvu de nombreux vaisseaux. Quelques-uns de ces vaisseaux sont même rompus, d'où des épanchements sanguins récents ; d'autres sont obstrués, d'où des infarctus. Il est fort difficile de reconnaître les tubes rénaux ; on les retrouve cependant en certains points, comprimés et obstrués par un bouchon granuleux.

En résumé, il s'agit d'un sarcome du rein pourvu de nombreux et de gros kystes sanguins, les uns récents, les autres anciens.

OBS. 61. — *Sarcome du rein gauche. Néphrectomie. Ouverture de la plèvre. Guérison.* — THIRIAR (de Bruxelles), in *Revue chirurgie*, 1888, nº 1. — Le nommé Odeyn Félix, âgé de 41 ans, employé de commerce, entre le 3 novembre 1886 dans le service de M. le Dr Victor Desmeth, professeur de clinique médicale à l'hôpital Saint-Jean. Étant au service militaire le malade a eu la fièvre typhoïde en 1864-1865. Pendant cette maladie il a gagné deux abcès, l'un au cou, l'autre à la jambe. Le 1er novembre 1885, il urina pour la première fois du sang et se fit admettre trois jours plus tard à l'hôpital de Saint-Pierre dans un service de médecine. L'hématurie fut très abondante (un pot de nuit le 1er jour) ; elle occasionnait de violentes douleurs pendant la miction et de fréquents vomissements bilieux. Déjà, du reste, dès le mois de septembre, le malade ressentait dans le flanc gauche et dans les jambes des élancements fréquents. L'hématurie dura cinq jours ; elle disparut alors complètement, ne laissant que des urines troubles et albumineuses pour tout souvenir de son existence. Le séjour du malade à Saint-Pierre dura trois mois ; il y fut soumis au régime lacté et au perchlorure de fer. Après la sortie, les élancements persistèrent, et, au bout de quatre jours, une nouvelle hématurie survint ; elle dura quatre jours et obligea le patient à rentrer à Saint-Pierre où il séjourna deux mois. Au mois d'avril 1886, une troisième hématurie nécessita de nouveau son admission à Saint-Pierre. On essaya alors de le sonder, on en fut empêché tout d'abord par un rétrécissement du canal de l'urèthre. Le séjour à l'hôpital dura deux mois. Après sa sortie, le malade se porta relativement bien jusqu'en novembre 1886 ; il n'éprouvait que de légères douleurs de la région lombaire gauche. Le 1er novembre 1886 il fut pris d'une nouvelle hématurie et vint le surlendemain se faire admettre dans le service du Dr V. Desmoth. Voici le résumé de son observation jusqu'au moment de son transport dans mon service.

Le malade dit qu'il a beaucoup maigri depuis un an. Il a eu de fréquents accès de fièvre. Il n'a cependant pas l'aspect cachectique. Les urines étaient sanguinolentes lors de son entrée. A l'inspection du flanc gauche, celui-ci paraît plus développé que normalement. On y sent une tumeur assez bosselée de la grosseur des deux poings, très mobile, très douloureuse à la pression et ne subissant pas de déplacement par les mouvements respiratoires. Toute la région rénale est plus mate à gauche qu'à droite. Cette matité se distingue de la matité de la rate par la percussion à fond, profonde ; elle va jusqu'à l'os iliaque. La matité de la rate est superposée à celle du rein, mais son extrémité antérieure ne va pas jusqu'à la ligne axillaire moyenne, tandis que celle du rein s'avance en avant. L'angle spléno-rénal se trouve sur la ligne axillaire au niveau de la deuxième côte. Les urines alors qu'elles ne renferment pas de sang, sont albumineuses, sans cylindres. Le malade éprouve parfois des lançures dans sa tumeur ; il n'a jamais eu de coliques et n'a aucun antécédent héréditaire. Les fonctions digestives, respiratoires, nerveuses, circulatoires, sont normales. L'artère radiale est légèrement athéromateuse.

Trouvant que ce cas relevait de la chirurgie, le professeur Desmoth fit transporter le malade dans mon service le 11 novembre 1889.

A cette époque, les urines étaient sanguinolentes. Le sang augmentait en abondance à la suite de chaque examen, de chaque palpation que je faisais. Il était facile de constater par la palpation la présence d'une tumeur mollasse, bosselée, de la grosseur des deux poings, très-mobile. On la refoulait aisément dans la région lombaire ; on la faisait tout aussi facilement arriver dans l'abdomen au point de la faire dépasser la ligne médiane. La région sus-claviculaire gauche est gonflée légèrement ; on y constate quelques ganglions.

Diagnostic. — Tumeur sarcomateuse du rein gauche très mobile et très volumineuse. A partir du 21, jusqu'au moment de l'opération, les urines furent soigneusement analysées. La moyenne de l'urée excrétée en vingt quatre heures est de 17 gr. 02. Ce chiffre est favorable et indique qu'une opération peut avoir d'excellents résultats, car il est probable que le sarcome ne récidivera pas, que c'est une affection locale en un mot.

29 novembre. Je procédai à un examen minutieux du malade avec le professeur Desmeth si compétent dans l'art de percuter et d'ausculter. A la percussion du flanc gauche, nous constatons que la rate occupe sa place normale, que son extrémité antérieure s'arrête sur la ligne axillaire moyenne. La matité du rein, qui se continue dans sa partie supérieure avec celle de la rate, se prolonge vers l'ombilic jusqu'à 4 centimètres environ de la ligne médiane. La tumeur n'est pas mobile dans les mouvements respiratoires ; il est cependant possible de la refouler par la pression sur l'abdomen dans l'hypochondre gauche. Depuis hier le malade urine du sang, ce qui se produit chaque fois qu'il fait de grands mouvements ou qu'on l'examine.

L'opération fut fixée au mercredi 1er décembre. Elle fut pratiquée par la voie lombaire. Toutes les précautions antiseptiques furent minutieusement observées. Le patient fut profondément endormi et transporté sur la table d'opération de Julliard de Genève. Il fut couché sur le côté droit ; quelques coussins placés sous le flanc faisaient bomber la région lombaire gauche. Celle-ci fut soigneusement lavée et désinfectée. Je pratiquai une incision à 8 centimètres des apophyses épineuses, parallèle au bord externe de la masse sacro-lombaire dont elle était éloignée d'environ 1 centimètre. Cette incision comprenant la peau, le tissu cellulaire sous-cutané et le fascia superficialis partait de la douzième côte et descendait verticalement jusqu'à 1 centimètre de la crête iliaque ; là, elle se recourbait, devenait antérieure et se dirigeait obliquement en avant jusqu'au niveau de l'épine iliaque antérieure et supérieure (incision de Vern euil). Le feuillet qui recouvre la masse des muscles vertébraux fut incisé ainsi que le feuillet postérieur de l'aponévrose du transverse. J'arrivai ainsi sur le bord externe du carré des lombes. Ce dernier muscle fut détaché de ses insertions iliaques dans une étendue de 2 à 3 centimètres. Le feuillet profond de l'aponévrose du tr asverse fut ensuite incisé et je tombai directement sur la capsule adipeuse du rein. Cette capsule étant ouverte, je détachai prudemment avec le doigt le rein de ses enveloppes adipeuses. Une hémorrhagie légère en nappe nécessita l'application de quelques pinces de Péan. J'essayai alors d'énucléer la tumeur, j'agrandis mon ouverture par sa partie supérieure avec un bistouri boutonné ; je m'aperçus alors que la douzième côte était loin d'avoir sa longueur normale ; l'ouverture fut alors augmentée par le bas, les doigts de la main gauche protégeant le péritoine. La tumeur s'énucléa dès lors facilement. Un gros fil de catgut fut jeté sur le hile, et le rein gros comme une tête d'enfant fut ensuite détaché. Les quelques vaisseaux qui donnaient furent liés, la cavité fut largement lavée avec la solution forte phéniquée et deux drains furent placés, l'un dans l'angle supérieur, l'autre à la partie inférieure. Au moment où je plaçais ce dernier, l'opéré, qui avait cessé d'être complètement chloroformé, fut pris d'un violent effort de vomissement ; on entendit un sifflement, les attaches de la plèvre et du diaphragme venaient de se déchirer tout près et parallèlement à la onzième côte à 2 ou 3 millimètres du bord. Il y avait là une ouverture elliptique, longue d'environ 5 centimètres, large à peu près de 2 centimètres. C'était une véritable fenêtre par laquelle on distinguait très facilement l'intérieur de la cavité pleurale ; je suturai immédiatement cette ouverture. J'y appliquai six points de suture en adossant la séreuse à la séreuse (points de Lembert), ce qui fut assez difficile en raison du peu de tissu qui adhérait à la côte. La cavité pleurale étant ainsi refermée, je réunis les bords de la plaie par de nombreux points de suture en catgut et un pansement composé de larges coussins de Wolzwohl au sublimé fut appliqué et maintenu par un bandage de corps fortement serré. L'opéré fut reporté dans son lit ; l'opération avait duré quarante minutes en tout. Le pouls était alors à 25 au 1/4 et la respiration à 36 à la minute.

A onze heures du matin, l'opéré était complètement réveillé ; il eut un vomissement noirâtre ; on lui prescrivit du champagne glacé. De onze heures à deux heures, le malade eut 3 ou 4 accès de toux avec crachats blancs grisâtres ; il était calme, il sommeillait et ne se plaignait que d'une légère douleur existant au côté gauche et au-dessous de la clavicule de ce côté.

6 heures du soir. Il a uriné un peu. Les urines sont très sanguinolentes. La douleur sous-claviculaire persiste. P. = 95 à la minute. R. = 30. T. = 37°,5.

9 heures du soir. Les vomissements sont assez fréquents. Le pansement qui est souillé est renouvelé par mon adjoint ; on lui fait une injection de morphine et on lui prescrit la potion de Rivière.

2 décembre, 10 heures. La nuit a été assez bonne. Le sommeil a été calme, interrompu de temps en temps par des vomissements provoquant de violents efforts. Le malade a uriné depuis hier 230 grammes d'urine sanguinolente ; il tousse un peu ; il n'est pas gêné de la respiration ; la soif est vive. P. = 120.

Traitement : Injection de 0,02 de morphine ; un lavement composé de 2 grammes de chloral, de 30 gouttes de laudanum et de 50 grammes d'eau lui sera donné toutes les deux heures si les vomissements continuent.

6 heures du soir. L'opéré a dormi plusieurs heures. Les vomissements sont beaucoup moins violents. T. = 38°,2.

Le 3, 10 heures. Nuit calme, sommeil interrompu par du hoquet et quelques vomissements. P. = 120. T. = 36°,8. Il a uriné dans les vingt-quatre heures 250 grammes d'urine foncée jaune très acide. L'opéré se couche indifféremment sur les deux côtés, de préférence sur le côté opéré ; la respiration est normale. Prescription : Trois lavements ut supra dans la journée, 6 heures du soir. P. = 27 au 1/4. T. = 37°,4.

Le 4, matin. La nuit a été excellente ; les vomissements et le hoquet ont cessé. L'état général est très bon ; l'opéré a uriné 1,500 grammes d'urine claire sans aucune trace d'albumine. Le pansement est renouvelé ; sous l'influence des efforts de vomissement, les points de suture réunissant les lèvres de la plaie ont cédé en partie à la partie inférieure ; il en résulte une vaste cavité béante, mais d'un bon aspect. Le pansement est rapidement replacé et nous examinons alors l'état de la poitrine. Le côté droit se développe mieux que le côté gauche (à cause du pansement, l'examen n'est fait qu'à la partie supérieure et antérieure de la poitrine). Il n'existe pas de différence notable dans le son de la percussion, sauf un peu plus de tympanicité à gauche où les vibrations sont diminuées et où la respiration est à peine audible. La voix n'est pas amphorique, elle présente une diminution des vibrations. La sonorité ne monte pas plus haut à gauche qu'à droite; il n'existe pas d'oppression. La toux est très peu fréquente; on ne constate pas de refoulement du cœur. Dans toute la périphérie du sommet du poumon on perçoit à peine la respiration. Au niveau de la partie moyenne de l'omoplate, on entend déjà la respiration. Il semble que l'air occupe encore les parties périphériques et refoule le poumon. T. = 38°,2. Soir. T. = 38°,8.

A partir de ce jour l'opéré marche rapidement vers la guérison.

Le 6. Il prenait du lait, des œufs, des légumes; il avait dormi toute la nuit. Le pansement fut renouvelé et les bords de la plaie rapprochés par une suture sèche au collodion iodoformé. Un seul drain fut laissé à la partie supérieure. A l'auscultation, on constatait un peu de souffle au sommet du poumon gauche. P. = 24 au 1/4. T. = 38°,6.

Le 8. Le pansement est souillé, il est renouvelé; la suture sèche a cédé, la plaie est béante; on aperçoit dans le fond le côlon descendant. Les lèvres de la plaie sont alors réunies par cinq points de suture en fort fil de soie phéniquée. Le tout est consolidé par deux fortes sutures sèches. P. = 84 à la minute, intermittent. T. = 38°.

Du 9 au 13 décembre. Rien de bien intéressant à noter.

Le 13. Nous examinons la poitrine. La respiration est revenue dans la partie inférieure du poumon gauche ainsi que dans sa partie antérieure et inférieure. Dans la partie antéro-supérieure, elle n'est presque pas audible; il en est de même dans la partie postéro-supérieure. Il n'y a cependant qu'une petite partie du sommet où l'on n'entend absolument aucun bruit. La suppuration est assez abondante, on fait des injections au sublimé dans la plaie. T. = 38°,2. A partir de cette date, l'observation devient peu intéressante et je ne crois pas devoir la rapporter en détail. L'opéré eut de temps en temps un vomissement lorsqu'il avait trop mangé. Le 31 décembre, la cicatrisation de la plaie était presque complète. Le 7 janvier, il se leva pour la première fois. Quelques jours après la guérison était parfaite.

Comme il n'avait ni emploi ni ressource, je le conservai dans mon service jusqu'au 12 avril.

Le 10 juin. Mon opéré est venu me voir; il se portait admirablement bien et partait pour Ostende pour y faire la saison comme garçon de café. Les urines ont été analysées presque tous les jours jusqu'au 31 décembre.

En résumé, il y a eu 27 analyses d'urine complètes qui nous donnent une moyenne de 17 gr. 99 d'urée excrétée par 24 heures. En présence de ce résultat il est pour moi certain que la récidive de cette tumeur sarcomateuse n'est pas à redouter.

Examen de la tumeur. — La tumeur pèse 610 grammes; elle a le volume d'une petite tête d'enfant.

Diagnostic histologique. — Sarcome globo-fuso-cellulaire encéphaloïde.

Pronostic. — Défavorable (au point de vue anatomo-pathologique seule mont, car au point de vue clinique l'examen des urines donne un pronostic très favorable).

Ons. 62. — *Sarcome du rein gauche chez un enfant de quatorze mois. Néphrectomie transpéritonéale. Chute de la ligature. Hémorrhagie. Mort.* — THIRIAR (de Bruxelles), in *Rev. Chir.*, 1888, n° 2. — Dans les premiers jours du mois d'août 1887, le Dr Blondez de Louze (province du Hainaut) vint, accompagné des parents, me montrer un enfant âgé de quatorze mois. A l'âge de 7 mois, les parents se sont aperçus de l'existence d'une petite tumeur grosse comme un œuf dans le ventre de leur bébé. Cette tumeur avait son siège à gauche de la ligne médiane; elle a toujours été très mobile et n'a cessé d'augmenter de volume. L'enfant, quoique pâle, paraît robuste; il est gai et n'a jamais souffert de son affection. Il prend encore le sein. La tumeur est très appréciable à l'inspection; elle est dure, bosselée, très mobile, grosse comme une tête d'enfant. Elle siège dans le côté gauche. Partant de dessous les fausses côtes, elle arrive à l'ombilic et se prolonge jusqu'au ligament de Poupart. Son plus grand diamètre est obliquement dirigé de haut en bas et de dehors en dedans. Cette tumeur peut se refouler dans la région rénale; elle ne suit pas les mouvements respiratoires; sa matité est parfaitement distincte de celle de la rate. Les urines ont toujours été claires.

Diagnostic. — Tumeur sarcomateuse du rein gauche.

Je proposai, malgré le jeune âge de l'enfant, la néphrectomie. Les parents, sachant que l'état était incurable, l'acceptèrent comme planche de salut.

L'opération fut pratiquée le 10 août, dans une petite maison de santé, où j'ai l'habitude de faire mes opérations abdominales. Mes excellents amis et confrères le professeur Hyernaux, les Drs Lavisé, Goossens et Blondez voulurent bien m'aider ainsi que les élèves de mon service. J'eus recours au procédé de néphrectomie transpéritonéale préconisé par le Dr F. Terrier, chirurgien des hôpitaux de Paris. Il est inutile de dire que toutes les règles de la plus rigoureuses antisepsie furent scrupuleusement suivies.

Je fis une incision en dehors du muscle droit de l'abdomen; elle partait du rebord costal et arrivait près de l'arcade crurale. La cavité abdominale étant ouverte, les intestins et l'épiploon qui recouvrait la tumeur furent refoulés à droite. Le péritoine qui recouvre le néoplasme est alors incisé et peu à peu il est décollé de la tumeur. Les deux lèvres sont saisies par des pinces de Péan; la tumeur, très fragile, se morcelle entre les doigts, mais ne donne pas lieu au moindre écoulement sanguin. La tumeur étant bien dégagée jusqu'au hile, sort de la cavité abdominale. Je jette alors une forte ligature en catgut starch sur son pédicule, et, pour plus de sûreté, je tiens en outre celui-ci dans une pince courbe. Je détache alors le rein. L'enfant jusque-là, n'a certainement pas perdu un verre à liqueur de sang. J'amène alors les bords de la section du feuillet péritonéal jusqu'au niveau de l'ouverture cutanée et la cavité rétro-péritonéale est épongée. La pince du pédicule est alors enlevée et de nouveau une éponge est passée prudemment dans la cavité. Tout à coup, celle-ci se remplit de sang;

la ligature a glissé. M. Lavisé comprime l'aorte aux creux epigastrique, M. Hyernaux écarte les intestins et ouvre la cavité; je saisis l'artère et la veine rénales au moyen de pinces de Pean et je lie le tout au moyen de deux ligatures en catgut souple n° 4. Tout ce drame s'est passé en quelques secondes, mais l'enfant n'en a pas moins perdu une énorme quantité de sang; il est pâle, exsangue et respire à peine. On lui pratique une injection d'éther et on lui place la tête plus bas que le restant du corps. Le pouls ne tarde pas à revenir, l'enfant se ranime un peu et il m'est permis de continuer mon opération. Les bords de la section du feuillet péritonéal sont ramenés au niveau de l'ouverture cutanée. La cavité rétro-péritonéale bien épongée, bien exsangue, est ainsi absolument séparée de la cavité péritonéale. Un gros drain y est placé. L'ouverture des parois abdominales est suturée en haut et en bas au moyen de catgut n° 3. A la partie moyenne, les bords de la cavité rétropéritonéale sont suturés aux bords de la plaie abdominale Un pansement composé de gaze et d'ouate au sublimé recouvrit le tout. L'enfant, toujours la tête en bas, est placé dans un lit; il est entouré de cruchons d'eau chaude et on lui administre un peu de champagne. Peu à peu il se ranime, et comme il y a quelques vomissements, on lui passe un lavement composé d'environ 50 grammes de vin chaud. Nous recommandons instamment à la mère de ne pas le changer de position et de lui donner le sein en se penchant sur le lit sans toucher à l'enfant.

3 heures du soir. L'enfant est tout à fait ranimé, il crie ferme et prend bien le sein ; il a vomi deux fois. Son pouls est tout à fait perceptible.

5 heures 1/2. L'amélioration continue. Je recommande de nouveau de le laisser scrupuleusement dans la position qu'il occupe depuis l'opération, c'est-à-dire le corps plus élevé que la tête.

Vers 6 heures, l'enfant crie, devient difficile ; malgré les recommandations, la mère veut le prendre sur les genoux. Une syncope survient et il meurt dans une convulsion.

Examen de la tumeur — Son poids est de 850 grammes; sa longueur de 10 centimètres, sa largeur de 7 et sa hauteur de 8. Cette tumeur est presque cubique, sa surface est régulière, légèrement bosselée. La capsule en est épaisse et adhérente. Le tissu rénal est très friable.

Diagnostic : Sarcome globo-cellulaire.

Obs. 63. — Brault (*Sem. méd.*, 17 juin 1891). — Homme de 41 ans, peintre, entré à l'hôpital Cochin, le 5 mars 1889, dans le service de M. Brault, Début il y 5 semaines par un état de malaise rapidement aggravé. Le soir mouvement fébrile. Facies pâle, anxieux. Se plaint de douleurs très pénibles et continues au niveau de l'hypochondre droit, plus aiguës encore dans le flanc et la région lombaire. Irradiations du côté du testicule, à l'épigastre, à la cuisse. Douleurs réveillées par la marche et par une pression profonde dans la région lombaire : très violentes. Les douleurs persistent la nuit et interrompent fréquemment le sommeil.

Rien à la palpation de l'abdomen ; pas de ballottement rénal ; l'exploration est très douloureuse.

A la seule inspection de la région-lombaire le côté droit paraît plus rempli en déprimant la région on a la sensation d'un empâtement profond, et la peau est légèrement œdématiée. Urines normales, ni sang, ni pus, ni graviers, ni albumine. Fièvre le soir 39°. Affaiblissement marqué de la respiration à la base du poumon droit. Rien ailleurs.

Après 3 semaines de traitement médical, M. B r a u l t fait appeler M. Th. A n g e r qui fait, sous le chloroforme, une exploration négative. M. A n g e r constate l'œdème de la région lombaire, il croit sentir de la fluctuation profonde.

Incision exploratrice lombaire : on trouve l'atmosphère celluleuse infiltrée de sérosité : le doigt dans la plaie arrive sur une surface lisse, non mobilisable, résistante, non fluctuante et nulle part de collection liquide. Suites opératoires, d'abord simples : la fièvre persiste, mais la cicatrisation marche bien. Mort le 14 avril 1891.

Autopsie. — Cancer du rein droit : volume normal, rein complètement adhérent à la colonne vertébrale et aplati contre elle par une sorte de cuirasse de périnéphrite cancéreuse dont les prolongements engainaient l'aorte, la veine cave et pénétraient dans la masse même du psoas. Pour déplacer le rein, il fallut le sculpter au milieu de la masse qui l'étreignait. Le bassinet n'est plus perméable.

Il existait quelques noyaux secondaires dans le foie, le poumon, la plèvre. Rein gauche sain. Autres organes sains.

Obs. 64. — *Cancer du rein gauche. Néphrotomie. Cessation des douleurs néphrétiques excessives, des vomissements et de l'anurie. Mort 2 mois après.* — RELIQUET. In thèse BRODEUR, 1886. — Au mois de décembre 1884, M. X..., âgé de 50 ans, vint me consulter pour des accidents urinaires dont il souffrait depuis plusieurs années. A différentes reprises, il avait eu des attaques de coliques néphrétiques, accompagnées souvent d'hématuries et, dans ses urines, il avait rendu des graviers uriques.

En 1881, il rendit par l'urèthre un nouveau gravier assez volumineux, et, à partir de cette époque, les accidents du côté de la vessie et du rein, ainsi que les fréquents accès de fièvres intermittentes probablement symptomatiques, cessèrent de se produire. Comme ce monsieur habitait un pays marécageux, on pouvait croire à des accès de fièvre paludéenne. A part la dyspepsie se manifestant surtout après le dîner, l'état de santé de M. X... était devenu satisfaisant.

Au commencement du mois d'octobre 1884, nouvelles attaque de coliques néphrétiques, nouvelle hématurie. Autre attaque un peu moins forte quelques jours après. La région lombaire gauche depuis cette époque est demeurée toujours un peu endolorie.

Vers le 20 octobre, nouvel accès de fièvre ; anorexie complète avec soif et céphalalgie pendant les paroxysmes qui sont précédés de frissons. Fréquents besoins d'uriner, urines assez abondantes, mais fortement colorées, rougissant le fond du vase avec dépôt muco-purulent, très odorantes. Toujours un peu de douleur dans la région lombaire gauche, mais l'examen fait par le médecin n'y fait découvrir aucune tuméfaction. C'est à cette époque qu'il y eut une période de calme, au point de vue des douleurs, mais l'amaigrissement et la perte des forces augmentaient de plus en plus.

Dans les premiers jours de décembre 1884, il existait dans la région du rein gauche une tumeur du volume d'une grosse pomme, douloureuse à la pression, légèrement mobile, qui fut prise pour une hydronéphrose par son médecin ordinaire. C'est dans cet état que je vis le malade le 17 décembre 1884. Il est très fatigué de son voyage à Paris, a le teint pâle, jaune, terreux. Les douleurs du rein gauche sont extrêmement vives, et cet organe, qui a le volume d'une tête d'enfant, est légèrement mobile, sans bosselure, sans points ramollis, sans tuméfaction se prolongeant dans la direction de l'uretère. Les urines sont rares (à son arrivée, 60 centim. cubes environ dans les 24 heures), troubles, chargées de grumeaux purulents, ammoniacales. Miction fréquente, quelques gouttes à la fois, avec vives douleurs pendant et après. Pas de sommeil. Le malade se tient debout le plus possible, car il prétend que le séjour au lit augmente ses douleurs. Il est agité et tout de suite il me demande avec instance de lui ouvrir le rein pour en retirer les graviers qui le font tant souffrir. De grands lavements et un léger purgatif salin le débarrassent des matières accumulées dans le gros intestin placé au-devant du rein gauche. Cette évacuation amène un soulagement et permet d'examiner plus facilement la tumeur rénale. Quoique les nausées persistent aussi fréquentes, il y a moins de vomissements et le malade peut garder un peu de lait. Mais les douleurs de coliques néphrétiques et de la miction sont toujours excessivement violentes, les urines très fétides et rares arrivent à 250 grammes en 24 heures, et le ténesme vésical est très pénible.

Je ne crois pas à l'hydronéphrose et je préviens la famille qu'il s'agit très probablement d'un cancer. Cédant aux instances du malade, qui dit ne pas pouvoir vivre plus longtemps dans de si horribles souffrances, je me décide à une intervention chirurgicale.

Opération, le 20 décembre 1884. — Anesthésie chloroformique, décubitus latéro-dorsal droit avec coussin sur le flanc correspondant. Je pratique avec le D\u1d63 Chevallet, au moyen du thermocautère, une incision verticale le long du bord externe du carré des lombes et une horizontale, au-dessous de la dernière côte. Je découvre le rein et, avant d'agrandir l'incision horizontale, je reconnais très nettement qu'il n'y a pas d'hydronéphrose. D'ailleurs, avant toute incision, pendant le sommeil chloroformique, le palper ne me fit pas reconnaître de fluctuation dans la tumeur, comme cela est si manifeste dans les cas d'hydronéphrose.

Je ponctionne alors la tumeur avec le thermocautère, et immédiatement par l'orifice ainsi formé, part un jet de sang du diamètre de l'ouverture pratiquée, qui passe par-dessus mon épaule. Le doigt rapidement porté sur cette ouverture pénètre sans pression dans la tumeur vu l'extrême friabilité du tissu rénal dégénéré et, pour arrêter le sang, je tamponne avec des éponges molles imbibées de sublimé à 1/1000. L'hémorrhagie s'arrête facilement et je cherche alors à énucléer le rein, mais celui-ci est tellement friable dans toutes ses parties que mes doigts pénètrent dans son tissu à la moindre pression et forment autant de nouvelles plaies par lesquelles le sang s'écoule abondamment. Je débride alors largement et rapidement la masse rénale ; immédiatement je tamponne de nouveau avec des éponges molles imbibées d'une solution de sublimé à 1/1000, et je fais un pansement au sublimé.

Aussitôt réveillé, le malade urina un peu de sang ; mais avec très peu de douleur. (Il faut dire qu'avant de faire l'opération j'avais vidé la vessie avec une sonde en gomme et j'avais fait une injection d'eau boriquée.)

A partir de cette opération, les douleurs en urinant ont disparu complètement, les envies d'uriner sont devenues de plus en plus éloignées, et il n'y a plus de douleurs de coliques néphrétiques. Les urines ont augmenté de quantité et il n'y a plus de nausées, ni de vomissements. Le malade supporte très bien deux litres de lait par jour. M. X... se croit guéri ! Le premier pansement, fait 48 heures après l'opération, est renouvelé tous les deux ou trois jours. Mais, malgré les conditions si remarquables de l'état général et des fonctions de la vessie, le cancer continue sa marche, la plaie répand bientôt une odeur infecte et j'ai dû à deux reprises différentes introduire des flèches de Canquoin dans la tumeur. Le malade meurt 2 mois après l'opération.

Obs. 65. — *Épithélioma du rein droit. Néphrectomie. Guérison.* — Péan (1). In thèse Brodeur, 1886. — Miss C..., quarante-cinq ans, maigre, épuisée par les souffrances, affectée de dyspepsie et de nervosisme, a des tendances continuelles aux syncopes. Il y a six ans, j'avais diagnostiqué chez elle une tumeur du rein droit ; son médecin ordinaire le Dr Raymond, une tumeur du foie. L'opération ne me paraissait pas indiquée, elle alla consulter un de nos collègues qui s'apprêtait à lui faire la gastrotomie, croyant avoir affaire à un kyste de l'ovaire, lorsque son médecin appelé engagea le chirurgien à profiter du chloroforme pour réformer son diagnostic. L'opérateur effrayé s'abstint de toute intervention. A partir de ce moment, la malade fut abandonnée à elle-même et ce n'est qu'à cause des douleurs et de l'épuisement qui font craindre à elle et à son médecin une mort prochaine qu'elle vient me supplier de l'opérer.

A cette époque, l'état général était tellement ébranlé que j'hésitais à accepter une pareille responsabilité, d'autant plus que la tumeur avait acquis un très grand volume, remplissait toute la cavité abdominale et me paraissait alors siéger plutôt dans le mésentère que dans le rein droit ; elle était médiane, aussi étendue à gauche qu'à droite, allant de l'un à l'autre hypochondre et du pubis à l'épi-

(1) Cette malade complètement guérie fut présentée à l'Académie de médecine dans la séance du 31 mars 1885, c'est-à-dire plus de 14 mois après l'opération Les urines analysées à cette époque ne présentaient rien de particulier, et Miss C... continuait à jouir d'une parfaite santé sans présenter le moindre phénomène qui pût faire penser à une récidive de la tumeur épithéliale.

gastre ; elle était bosselée, peu sensible au toucher et distendait les téguments amincis, laissant voir par transparence les veines sous-cutanées très dilatées. Les lobes de la tumeur étaient larges, peu saillants, de consistance inégale, les uns demi-fluctuants, les autres d'une dureté fibreuse ; aucun d'eux n'était mobile et la tumeur prise en masse était elle-même d'une très grande fixité. Par la percussion, on constatait que les intestins étaient refoulés à la périphérie. La masse morbide était inaccessible par le toucher vaginal et rectal. Tous ces signes locaux, joints aux signes généraux et à la marche de la tumeur dont le développement avait été rapide dans ces dernières années, nous portaient à croire qu'il s'agissait d'une affection maligne probablement encéphaloïde. La malade avait consulté en Angleterre les chirurgiens les plus versés dans la pratique des gastrotomies ; tous avaient diagnostiqué une tumeur du mésentère et déclaré qu'elle ne pouvait être enlevée avec chance de succès. C'est dans ces conditions que je fus obligé de l'opérer pour la soustraire à une mort prompte et certaine.

Opération le 23 janvier 1884. — Je pratiquai l'opération en présence du Dr Raymond, et assisté de mes aides ordinaires les Drs Barrault Desarènes et Larrivé ; le chloroforme donné par le Dr Aubeau. L'incision des parois abdominales fut faite sur la ligne médiane, du pubis à l'épigastre. Elle montra que les vaisseaux de la paroi étaient nombreux et dilatés et qu'il n'y avait pas de tendance à l'hémophilie.

La tumeur mise à nu, la surface apparut blanche, recouverte par une tunique mince, semblable à celle des tumeurs mésentériques, au-dessous de laquelle apparaissaient des veines innombrables, très grosses, très dilatées, rapprochées, en groupe de deux ou trois, qui partaient toutes de la profondeur et rampaient en se divisant et en s'anastomosant sur toute la surface.

Je coupai largement et profondément la tunique externe sur la ligne médiane, en pinçant successivement et très rapidement tous les vaisseaux déviés, avec nos longues pinces hémostatiques. Je dissèque l'enveloppe propre de la tumeur à l'aide des doigts passés entre elle et le tissu interne ; je mets successivement à découvert toute l'étendue de ce dernier et je l'enlève par morcellement suivant mon procédé habituel. Je reconnais que ce tissu est charnu, verdâtre, ecchymosé par places, sans traces de cavité kystique ; en certains points, il est mollasse et semblable à du hachis, sur d'autres, qui sont encore plus nombreux, il est chargé de crétifications de formes irrégulières.

Lorsque les deux tiers de la tumeur, ceux qui composaient les portions antéro-latérales, sont enlevés, j'éprouve plus de peine à détacher le feuillet mésentérique et je constate qu'il se confond de chaque côté de la tumeur avec des anses d'intestin grêle qu'il entoure sur une grande longueur ; force m'est donc, pour extraire la portion restante, d'énucléer des anses intestinales en même temps que les feuillets mésentériques qui les sous-tendent. Ce temps de l'opération s'exécute avec les doigts et la spatule, et nécessite le pincement de nombreux troncs veineux et artériels. Malgré tout le soin et toute la rapidité que nous mettons dans l'exécution, nous perdons à ce moment quelques cuillerées de sang qui affaiblissent sensiblement le malade et nous obligent à faire au bras une piqûre d'éther. Arrivé ainsi progressivement sur la face profonde de la tumeur, nous reconnaissons qu'elle s'implante sur les deux tiers supérieurs du rein droit, et qu'il ne reste de ce dernier organe qu'une portion friable, rouge, atrophiée, dans l'épaisseur de laquelle on voit à la section des calices, le bassinet et l'uretère. Dans cette portion qui est restée presque saine, on distingue les pyramides et la substance corticale qui sont friables, violacées, en voie d'atrophie graisseuse ; les limites du tissu tranchent par leur lividité et leur coloration verdâtre. Les couches les plus extérieures de la tumeur se confondent avec les tissus sains en se dilatant à la manière des kystes.

Nous enlevons une faible portion restante du rein en liant les vaisseaux et l'uretère entre deux ligatures, puis nous rapprochons l'un de l'autre les feuillets du mésentère écartés ; nous les réunissons entre trois ligatures isolées et une totale, en ménageant avec le plus grand soin les anses intestinales. Le péritoine ne renfermait pas de liquide ascitique, et, pendant tout le temps de l'opération, nous avions fait en sorte qu'aucune goutte de sang ne se perdît dans cette cavité. Malgré les difficultés insolites que présenta cette opération, une heure nous suffit pour l'exécuter, en y comprenant l'anesthésie et le pansement qui fut fait suivant les règles que nous avons posées.

Les suites furent des plus satisfaisantes ; le premier jour, la réaction fut très peu longue à se faire, mais la nuit fut calme ; sommeil, moiteur, urines claires, assez abondantes. Pouls petit 85. Temp. 37°,6. Les urines, fait remarquable, n'avaient jamais, ni au point de vue de la qualité, ni au point de vue de la quantité, rien présenté de particulier. Le deuxième jour, il y eut encore une grande faiblesse du pouls, la température s'éleva à 38°,8. Pendant la deuxième nuit la faiblesse devint considérable ; le pouls fut à 90, très petit. Temp. 38°,2. La malade était calme et avait bon sommeil, il en fut de même le lendemain. Le quatrième jour, la malade éprouva le soir des coliques, et un malaise violent. P. 120. T. 39°. Le lendemain matin, la moiteur reparut, en même temps que les règles survinrent. Aussitôt le mieux se fit sentir. P. 95. T. 38°.

Le cinquième jour même état. Un peu du muguet dans la bouche.

Le sixième jour la malade se plaint de névralgie intercostale. A partir du septième jour, le muguet disparut, la malade commença à mieux supporter les aliments. La température oscille entre 37°,5 et 38°,8, le pouls ne dépasse pas 95. Dès le onzième jour la malade pouvait se lever ; le dix-huitième jour elle partait pour la campagne où elle achevait de réparer ses forces. Les nouvelles que nous avons eues quelques mois après nous apprirent que sa santé ne laissait rien à désirer.

A coup sûr, en raison de la nature maligne de la tumeur, une récidive est à craindre ; mais la lenteur du développement permettait d'espérer qu'elle ne se ferait pas à bref délai et que la malade aurait le temps de profiter de l'opération.

L'examen histologique fait par M. le professeur Robin démontre qu'il s'agit d'un épithélioma du rein.

Obs. 66. — *Cancer du rein droit. Néphrectomie. Mort.* — Périer.
In thèse Brodeur. — D..., âgé de 65 ans, charcutier, entre le 24 juillet 1888,
à l'hôpital Bichat, salle Jarjavay, service de M. le Dr Terrier.

Il y a trois ans sans cause connue, ce malade commença à éprouver des troubles du côté des voies urinaires. Il était pris d'envies d'uriner, essayant en vain de le faire à plusieurs reprises, puis tout à coup, urinant après avoir expulsé de petits caillots mous par la verge ; l'urine s'écoulait après avec son aspect normal. Les mêmes phénomènes se reproduisaient tous les jours ou tous les deux jours, mais par moment seulement et non à toutes les mictions. Aucune influence du repos ou du mouvement sur leur apparition. Tisane de bourgeons de sapin. Cela dure 5 ou 6 mois ; au bout de ce temps il eut, dit-il, une forte inflammation vésicale ; il souffrait après avoir uriné, surtout comme des lames de couteaux dans la verge. La douleur devint continuelle, très vive, durait nuit et jour. Enfin il fut obligé de garder le lit. Les urines étaient toujours claires, d'apparence normale. Cela dura près de 15 mois, avec des alternatives de mieux et de pire.

Il y a un an, prit un traitement au lait et médicaments inconnus, au bout d'une dizaine de jours, les douleurs disparurent. Il y a 7 à 8 mois, les membres inférieurs enflèrent dans leur totalité, en deux jours. Cette tuméfaction disparut peu à peu au bout de trois mois par l'administration de diurétiques. Il put reprendre son travail, quoique sans beaucoup de forces, depuis il est toujours resté dans le même état ; de temps en temps il est anéanti, n'a de courage à rien.

Il y a trois mois, il s'est aperçu par hasard que le côté droit du ventre était dur ; il s'y trouvait une tumeur qui n'était pas grosse comme le poing, mais qui a toujours grossi graduellement depuis. Jamais de douleurs ; quelquefois, il lui semble que la tumeur remonte vers l'estomac et la respiration s'en trouve gênée. L'appétit est perdu ; depuis 3 à 4 mois, il ne mange presque plus ; à un moment donné, il n'a plus rien mangé du tout. Amaigrissement.

Déjà, autrefois, au moment des hématuries, il avait maigri, mais depuis il avait repris. Père mort d'une maladie inconnue ayant duré 2 ans. Mère morte d'une tumeur à la cuisse, qui était devenue grosse comme une vessie de mouton. Sœur morte à 16 ans de fièvre typhoïde. Tous les autres frères et sœur bien portants. A eu deux enfants, l'un a été étouffé à l'âge de 15 jours par une nourrice qui le couchait à côté d'elle ; l'autre est actuellement vivant et bien portant. Jamais de maladie grave, ni de maladie vénérienne. Depuis l'âge de 22 ans, porte une hernie inguinale gauche ; depuis une dizaine d'années, en porte une à droite qui, lorsqu'elle sort lui occasionne de vives douleurs.

État actuel. — Ventre asymétrique, développé du côté droit, où la paroi, qui ne présente aucune altération, à part une très légère dilatation des veines sous-cutanées, semble soulevée par une tumeur de forme arrondie qui se voit particulièrement au niveau du flanc droit.

Au palper, tumeur dure, un peu rénitente par places, particulièrement à la partie antérieure, de forme générale arrondie, un peu lobulée, complètement indolente spontanément et à la pression, du volume d'une tête de fœtus à terme, occupant la partie droite de la région ombilicale, la totalité du flanc droit, s'avançant jusqu'à la limite des régions hypogastrique et iliaque, paraissant formée d'un gros lobe en avant et de deux autres lobes latéraux. La tumeur est mobile en totalité ; on se la transmet très facilement de la région lombaire à la partie antérieure ; elle est aussi mobile latéralement. A la percussion, matité dans toute l'étendue de la tumeur, mais matité incomplète comme si quelques anses intestinales se trouvaient étalées au-devant d'elle. Sur la ligne mamelonnaire, submatité hépatique commençant à 3 centim. au-dessous du mamelon ; matité à 6 centim., s'étendant sur une longueur de 18 centim., un peu interrompue cependant au niveau du bord costal où l'on trouve un peu de sonorité formant une zone qui sépare la matité de la tumeur de celle du foie. Dans le sens horizontal, submatité immédiatement à droite de l'ombilic ; à un travers de doigt en dehors, matité qui s'étend sur toute la tumeur jusques et y compris la partie la plus postérieure du flanc droit.

En arrière, le flanc gauche est sonore. La tumeur semble présenter approximativement 17 centim. d'épaisseur, 15 centim. de haut en bas. Pas d'ascite appréciable. Pas de varicocèle à gauche, varicocèle à droite (le malade dit que depuis l'âge de 13 ou 16 ans le testicule droit a toujours été plus gros que l'autre). Très léger œdème des pieds. Quelques taches de purpura sénile à la partie antérieure de la poitrine. Rien au cœur, rien aux poumons. Malade un peu maigre, ayant cependant un facies assez bon. La quantité des urines s'élève en moyenne à 1,400 grammes ; leur couleur est jaune foncé ; leur densité égale à 1015 ; leur réaction acide ; elles ne contiennent pas de sucre, ni de traces d'albumine, 15 gr. 7 d'urée par litre, 1 gr. 041 d'acide phosphorique par litre, au fond du vase est un dépôt peu abondant, rougeâtre, donnant au doigt la sensation de petits graviers et composé au microscope de cristaux d'acide urique. La température prise matin et soir oscille de 37° à 37°,5.

Le 28, à la suite d'un examen fait par MM. Périer, Lucas-Championnière et Berger, la température prise le soir s'élève à 38°, le lendemain matin à 38°, 6, puis retombe le soir du 29 à 37°, 5 et le 30, à 37°.

Opération le 31 juillet 1883. — Anesthésie par M Berger, à diverses reprises respiration de Cheyne-Stokes. Opération par M. Périer, aidé de MM. Lucas-Championnière et Terrier. Incision s'étendant à quatre travers de doigt au-dessus de l'ombilic, à deux au-dessous. Cette première incision fut agrandie à plusieurs reprises au cours de l'opération ; en dernier lieu, elle s'étendait presque de l'appendice xiphoïde à la symphyse pubienne. La tumeur est recouverte par le feuillet pariétal profond du péritoine, le côlon ascendant passe au-devant.

« Je le rapporte en dedans et j'incise le feuillet péritonéal pour arriver dans « l'atmosphère celluleuse qui enveloppe le rein. La surface de cet organe est « couverte d'un plexus veineux des plus riches. A l'aide du doigt d'abord, puis « de la main, je parviens à énucléer une grande partie de la tumeur ; mais en « haut et en bas, j'éprouve plus de résistance qu'ailleurs. Je m'aperçois que les

« vaisseaux rénaux arrivent presque verticalement de haut en bas au hile du
« rein. Je saisis d'abord et je coupe une grosse veine entre deux pinces longues.
« Un deuxième paquet veineux est saisi et coupé de la même manière. Enfin
« un troisième faisceau vasculaire nécessite la même opération ; ce dernier con-
« tient l'artère rénale.

« La tumeur ne tient plus que par l'uretère qui est sectionnée en bas, je sec-
« tionne de même un faisceau cellulo-vasculaire qui paraît provenir de la fosse
« iliaque et la tumeur se trouve ainsi complètement détachée.

« Après un certain nombre de ligatures au catgut sur des vaisseaux de peu
« d'importance, nous appliquons des ligatures au fil de soie sur les vaisseaux
« rénaux proprement dits.

« L'uretère a été lié au catgut.

« L'hémostase étant définitive, j'étale le côlon au-devant des parties dénudées
« de la région rénale.

« Suture à points séparés avec du fil d'argent. Pensement de Lister. »

L'opération a duré une heure et quelques minutes. Le soir. Temp. 88°, 100
pulsations

Le 1er août, le malade se trouve assez bien, il ne se plaint que de quelques
douleurs lombaires. Mictions volontaires. Depuis hier matin 1,200 gr. d'urine
un peu foncée (acide phénique), glace, champagne, eau de seltz, T. 37°,8.
P. 84. R. 40. *Soir*. Même état, cependant dans l'après-midi il a eu un moment
une sensation d'étouffement, qui l'a inquiété, n'a duré qu'un instant et a été
suivie de quelques nausées. Une piqûre d'un quart de seringue de morphine l'a
soulagé immédiatement. T. 37°,6. P. 96. R. 34.

Le 8. Cette nuit, le malade a eu, à plusieurs reprises, du hoquet. Le facies est
grippé, la voix éteinte, les extrémités froides. Le nez est froid, et un peu vio-
lacé. Perte d'élasticité de la peau de la face dorsale de la main. Langue sèche,
se plaint d'aigreurs. Ventre un peu ballonné, rétention d'urine ; 600 gr.
d'urine. T. 37°,2. P. 116 (petit). R. 22. *Soir*. Un lavement donné à midi n'a
produit aucun effet ; le pouls est très petit, le facies encore plus altéré que le
matin. Le cathétérisme ne ramène que quelques gouttes d'urine. T. 36°,4. P. 100.
R. 40. Dans la nuit le malade est pris de délire ; l'interne de garde le trouve
délirant, avec un pouls presque insensible. Deux injections d'éther. Le malade
meurt le 4 août 1883, à 7 heures du matin. Le cathétérisme pratiqué à 2 h. et à
6 h. du matin n'a ramené que quelques gouttes d'urine. En tout, depuis hier
matin, 60 gr. d'urine albumineuse, contenant quelques cellules épithéliales, des
globules sanguins et un assez grand nombre de leucocytes à contenu granuleux.

Autopsie, 30 heures après la mort. — Les points de suture sont au nombre
de 18,13 profonds et 6 superficiels. La plaie est exactement réunie dans toute son
tendue par la lymphe plastique, facile à déchirer en tirant sur les lèvres de la
plaie. Un peu de sang à la surface de l'épiploon qui est ramassé au-dessous de
la suture en haut et un peu à droite. Une anse d'intestin grêle adhère au côté
latéral droit de la suture. L'intestin est distendu et vascularisé, congestion
modérée, plus intense du côté droit. Pas de fausses membranes d'état grenu. Un

verre à liqueur de sérosité sanguinolente dans le bassin. Le côlon ascendant est très congestionné. Immédiatement en arrière et au-dessus de l'angle du côlon, se trouve un paquet de fausses membranes occupant une étendue de 4 à 5 cent. mélangées de sang, au-dessous duquel se trouve une grosse veine remplie d'un caillot. Tout le foyer traumatique est ainsi fermé en avant par le côlon, quelques fausses membranes mêlées d'un peu de sang. Ouvrant ce foyer par la partie postérieure, en incisant le carré des lombes, nous n'y trouvons que quelques caillots sanguins. Rien dans les ganglions du mésentère, ni dans les prévertébraux. Le rein gauche pesait 788 gr. et paraissait sain.

Cavité thoracique. — Emphysème du bord antérieur et du sommet des poumons. Œdème pulmonaire, congestion des bases; pas de noyaux apoplectiques. Plaques graisseuses d'athérome sur les valvules cardiaques.

Examen de la tumeur. — La tumeur enlevée pèse 1,590 gr., elle offre une forme générale arrondie, est composée de plusieurs gros lobes offrant une consistance générale ferme, mais rénitente, élastique par places. A la coupe, elle laisse exsuder un suc; tout le tissu rénal a disparu, on a une masse générale de consistance charnue, parcourue par des travées fibreuses, entre lesquelles le tissu de la tumeur fait un peu saillie. En plusieurs points, masses jaunâtres, caséeuses. Le bassinet et les calices forment une vaste poche dilatée; une masse cancéreuse du volume du pouce fait saillie dans le bassinet qu'elle obstrue.

Un peu de tissu frais, dissocié dans du picro-carmin, montre que la tumeur est essentiellement constituée de cellules épithéliales de formes diverses, rappelant l'épithélium vésical contenant un ou deux noyaux granuleux, se colorant bien par le carmin. On y trouve aussi de nombreux globules sanguins et des leucocytes dégénérés.

OBS. 67. — *Épithélioma du rein droit. Néphrectomie. Mort.* — TERRIER. In thèse BRODEUR, 1886. — La nommée A. C..., âgée de 36 ans, couturière, entre à l'hôpital Bichat, le 29 mai 1886, salle Chassaignac, n° 24, service de M. Terrier. Père mort à 61 ans d'une attaque d'apoplexie. Mère morte à 37 ans d'une affection de la moelle épinière ou de la colonne vertébrale? Un seul frère bien portant. Grands parents morts très vieux. Antécédents héréditaires nuls. Fièvre typhoïde à 18 ans, pas d'autre maladie, pas de coliques hépatiques, pas d'ictère. Réglée à 14 ans sans souffrances, l'a toujours été régulièrement pendant 4 ou 5 jours. Mariée à 17 ans; 4 grossesses de 18 à 33 ans, arrivées à terme et normales, pas de fausses couches. Il y a 3 ans, après son dernier accouchement, la malade s'aperçoit de l'existence, dans le flanc droit d'une petite tumeur dure, du volume du pouce, non douloureuse spontanément, un peu sensible à la pression, et surtout pendant les efforts et à la suite de fatigue. Nul autre trouble fonctionnel du reste. Cette tumeur grossit très lentement et progressivement jusqu'à atteindre au mois d'octobre dernier (1885) le volume d'un œuf de poule seulement. Au mois de juillet précédent, sans autre cause apparente qu'un peu de fatigue physique (une journée passée à faucher), la malade est prise de douleurs lombaires ressemblant à des coliques néphrétiques et rend avec ses urines, pendant la nuit et le jour suivant, des caillots de sang.

Au mois d'avril dernier, sans causes et sans coliques, elle en expulse encore pendant une demi-journée. Ce phénomène ne s'est reproduit.

Au mois d'octobre 1885, le développement de la tumeur, très lent jusque-là, marche plus rapidement et cette tumeur atteint en cinq ou six mois le volume qu'elle présente aujourd'hui. Depuis deux mois elle est stationnaire. Diarrhée pendant tout le mois d'octobre ; amaigrissement depuis cette époque, teinte jaune terreuse des téguments, et surtout de la face. Jamais la malade n'a éprouvé de douleurs bien vives ni de gêne assez marquée pour cesser de travailler ; en décembre dernier, 1885, elle aurait souffert assez fortement pendant deux jours. Dans la station debout, elle éprouve une sensation de tiraillement du côté de l'hypochondre droit, des nausées, un besoin de tousser et de cracher. Jamais de troubles dans l'excrétion urinaire, assez marqués pour attirer l'attention de la malade ; elle se rappelle cependant que de temps en temps surtout dans le mois d'octobre dernier, ses urines étaient troubles et déposaient.

Exploration physique, 24 juin 1886. — La tumeur a sensiblement augmenté de volume depuis l'entrée de la malade dans le service. Elle est située à l'union des régions de l'hypochondre droit, et de la fosse iliaque droite. Cette tumeur est globuleuse et fait saillie sous la paroi abdominale. Un peu de sonorité entre le bord inférieur du foie et la partie supérieure de la tumeur qui mesure en longueur 15 centim., en largeur 14 centim. environ. Elle est mobile transversalement, mobile aussi de haut en bas et de bas en haut, douloureuse à la pression, surtout à la partie supérieure où elle paraît pédiculisée à la face inférieure du foie. Elle se prolonge en arrière jusque dans le flanc et présente quelques lobules à sa surface. L'utérus est volumineux, avec son col entr'ouvert, très mobile; rien dans les culs-de-sac.

Le 5 juin, la malade se plaint d'un torticolis très douloureux, attribué au voisinage d'une fenêtre (elle couchait sur un brancard, la tête à la hauteur de l'appui de la fenêtre). Ce torticolis, beaucoup moins douloureux quelques jours après, est redevenu aussi marqué qu'auparavant, surtout dans les mouvements de flexion et d'extension de la tête et du côté droit. Urines 1 à 2 litres par 24 heures, sans sucre, ni pus, ni albumine ; rien au cœur. Respiration un peu forte d'une manière générale ; pas de différence notable d'un côté à l'autre, pas de râles.

Opération, 25 juin 1886. — Avec l'aide de MM. Lucas-Championnière et Perier, et en présence de plusieurs médecins étrangers et des élèves du service ; la malade étant chloroformée, M. Terrier pratique une incision oblique parallèle au bord externe du muscle droit de l'abdomen, incision de 8 à 10 centim. au niveau de la partie la plus saillante de la tumeur. Toutes les parties molles sont incisées couche par couche jusqu'au péritoine à travers lequel on aperçoit très nettement la coloration légèrement bleuâtre et les vaisseaux de la tumeur qui suit exactement les mouvements du diaphragme. De nombreuses et volumineuses veines sillonnent la partie superficielle de la tumeur qui est légèrement mobile et certainement en avant de sa loge costo-vertébrale.

M. Terrier hésite alors un peu pour savoir s'il doit décoller la couche péritonéale pour en faire l'ablation sous-péritonéale, ou plutôt inciser le péritoine comme offrant une voie plus facile pour pratiquer l'énucléation et faire la ligature du pédicule de la tumeur ; d'ailleurs, à première vue, il pense qu'il pourrait bien être en présence d'une tumeur du mésentère, mais ses doutes ne sont pas de longue durée, car à peine a-t-il sectionné le péritoine au niveau de la tumeur, qu'il reconnaît facilement le rein, dont la moitié inférieure est le siège d'un néoplasme du volume de deux poings environ. Il prolonge alors son incision de la paroi abdominale, en haut, jusqu'au rebord des fausses côtes où il découvre le bord inférieur du foie et le fond de la vésicule biliaire, et en bas, jusqu'à un ou deux travers de doigt au-dessus du pubis. Il peut alors, en sectionnant l'artère épigastrique entre deux pinces, bien limiter sa tumeur dont le prolongement supérieur, constaté avant l'opération, est constitué par la partie supérieure du rein qui paraît saine à ce niveau.

Il constate aussi très nettement que de nombreuses veines sillonnent le sommet de la tumeur, mais surtout sa base, qui est entourée d'un véritable plexus veineux très dilaté, ressemblant à un varicocèle très développé. La tumeur est bosselée, mollasse et légèrement mobile. Elle se trouve placée en avant et en dehors du côlon ascendant qui contourne son extrémité inférieure, de sorte qu'il n'y a que la première portion du gros intestin qui soit mise à découvert. Aussitôt des compresses chaudes phéniquées le protègent contre l'air extérieur.

Ce premier temps de l'opération n'a pas donné de sang et quelques pinces hémostatiques ont suffi pour obtenir une hémostase complète. Soulevant alors avec une pince à griffe le feuillet péritonéal profond immédiatement appliqué sur la tumeur, il l'incise avec des ciseaux et produit une section nette du péritoine, section qui est prolongée en haut et en bas sur toute l'étendue verticale de la tumeur. En introduisant ensuite le doigt entre les lèvres de la plaie péritonéale, il arrive ainsi à pratiquer l'énucléation du rein assez facilement. Deux longues pinces courbes, à longs mors, sont appliquées sur des adhérences qui sont pédiculisées à la partie inférieure de la tumeur et l'on arrive au hile qui est saisi avec une troisième pince courbe à longs mors et sectionné. Pendant l'énucléation de la tumeur, M. Terrier est obligé de couper quelques veines volumineuses entre deux ligatures pour éviter toute hémorrhagie sérieuse. Après avoir enlevé le rein, il passe, en dedans de la pince placée sur le hile, un fil de soie double avec lequel il lie le pédicule par une ligature en X. On applique de la même manière des fils de soie sur les adhérences maintenues par de longues pinces courbes et l'on complète l'hémostase en jetant quelques nouvelles ligatures sur des vaisseaux de moindre calibre. L'uretère, séparé des autres organes du hile, est lié à part. Il reste alors une cavité sous-péritonéale se prolongeant surtout en haut au-dessous du foie et dont on aperçoit bien la profondeur en soulevant avec précaution, au moyen de deux pinces, les deux lèvres de la plaie péritonéale. Deux moyens se présentent pour terminer l'opération. Ou faire la suture de toute l'étendue de la plaie péritonéale profonde et réunir la plaie abdominale comme dans la laparotomie ordinaire, avec ou sans contre-ouverture lombaire postérieure pour drainer la cavité sous péritonéale ; ou bien suturer les lèvres de la plaie péritonéale profonde aux bords de la plaie abdominale, en introduisant deux drains pour faciliter l'écoulement des liquides et même au besoin faire des lavages dans cette nouvelle cavité rétro-péritonéale. C'est à ce dernier procédé qu'on s'arrête et on réunit facilement avec six points de suture de catgut fin les deux lèvres de l'extrémité inférieure de la plaie péritonéale profonde, plaie qui en ce point correspond à la partie supérieure du côlon transverse, et avec trois points de suture l'extrémité supérieure de cette même plaie, au-dessous du foie, de sorte qu'il reste un orifice de 4 à 5 centim. de longueur, faisant communiquer la grande cavité-péritonéale avec cette nouvelle cavité rétro-péritonéale. On suture alors avec 7 crins de Florence le pourtour de cet orifice à la partie supérieure des bords de la plaie abdominale, dont l'extrémité inférieure est réunie aussi par 8 points de suture au crin de Florence. Il ne reste donc plus qu'un orifice immédiatement placé au-dessous du rebord des fausses côtes, au niveau de la vésicule biliaire, faisant communiquer avec l'air extérieur la cavité rétro-péritonéale qu'occupait la tumeur rénale. Deux gros drains en double canon de fusil sont introduits dans cette nouvelle cavité et le pansement est fait avec des tampons d'ouate iodoformée, directement appliquée sur la plaie, de la gaze phéniquée, un morceau de mackintosch, une épaisse couche d'ouate ordinaire et un bandage de corps en flanelle, bien serré.

L'opération a duré 1 heure 10, et a été pratiquée sous le spray et avec toutes les précautions antiseptiques les plus minutieuses.

Suites de l'opération. — Au réveil quelques vomissement muqueux qui se produisent dans la soirée ; deux injections de morphine sont faites en douze heures ; à quatre heures la température est de 36°, 6 ; à 6 heures, pouls 90. Resp. 20. On retire avec la sonde une très petite quantité d'urine très foncée. Champagne et glace. La nuit, encore quelques vomissements, et calme ; un peu de sommeil dans l'intervalle.

Le 26 juin, matin. Pansement, léger suintement sanguin par les tubes. Un peu de ballonnement du ventre, pas de coliques, insensibilité du bas-ventre malgré la température qui est de 40° et le pouls à 126. Elle n'a pas rendu de gaz, a uriné seule une petite quantité : 500 grammes environ d'urine très foncée, presque noire depuis l'opération. Elle souffre peu, accuse quelque gêne pour respirer, les mouvements respiratoires étant douloureux. Resp. 26. Les boissons sont vomies. Soir, 4 heures. Depuis 10 heures du matin, la malade n'a pas uriné. Le regard est vague, extatique ; délire de parole et d'action, la malade ne reconnaît pas les personnes qui l'entourent et essaie de se lever ; ce délire n'est du reste pas très violent. A 8 heures, on retire par le cathétérisme quelques gouttes d'urine seulement. Temp. 40°. Pouls 130. Resp. 40. La malade meurt à 10 heures du soir.

Autopsie, 36 heures après la mort. Le cadavre est dans un bon état de conservation, le ventre souple, non tendu. Incision circulaire de la paroi abdominale, on ne trouve sur aucun point de la cavité abdominale de trace de péritonite. Les diverses sutures sont dans un état de fraîcheur et de conservation remarquables ;

nulle part, ni entre les lèvres de l'incision pariétale, ni dans le trajet de la paroi à la cavité, ni dans celle-ci on ne trouve de pus. Dans le tissu cellulaire qui tapisse le fond de la cavité, on trouve un grand nombre de ganglions de volume variable, de celui d'un pois environ, noirs, ressemblant par leur succession à des ramifications veineuses thrombosées et se dirigeant vers la colonne vertébrale pour rejoindre les ganglions mésentériques altérés aussi. On enlève l'intestin grêle, puis le gros intestin qui semblent sains. Le rein gauche est augmenté de volume, de consistance inférieure à la normale et d'aspect blanchâtre en divers points. Il se décortique facilement du reste. A la coupe, on le voit criblé de noyaux de dégénérescence cancéreuse. L'uretère est sain, non dilaté. Le foie présente aussi des noyaux cancéreux nombreux, la vésicule biliaire est saine, sans calculs. Les poumons sont emphysémateux et présentent de nombreux noyaux superficiels en proportion notablement semblable des deux côtés. Il n'y en a pas à l'intérieur. La plèvre gauche est adhérente ; faible épanchement séreux à droite. La rate est diffluente, ne présente pas de généralisation. Rien ailleurs ; la colonne vertébrale et les muscles de la nuque ne présentent aucune trace de généralisation.

Rein néphrectomisé. — L'extrémité inférieure du rein enlevé présente environ le volume du poing. A sa surface, l'on remarque plusieurs bosselures produites par des noyaux cancéreux. Poids 390 gr. Uretère non dilaté. A la coupe, on aperçoit une dizaine de noyaux carcinomateux répandus dans toute l'étendue de l'organe. La masse de la partie inférieure du rein est verdâtre et légèrement ramollie au centre. Dans les calices dilatés, existent 8 à 10 calculs saillants à la surface de la coupe. Les pyramides de la moitié supérieure paraissent encore assez saines à l'œil nu.

L'examen histologique, par M. Brault, montre un épithélioma cylindrique.

Obs. 68. — *Encéphaloïde du rein droit pris pour kyste du foie. Néphrectomie. Mort.* — Wolcott. In thèse Brodeur. — Homme, 58 ans, malade depuis 6 ans. Tumeur volumineuse dans l'hypochondre droit prise pour kyste du foie, pressant sur le rein.

Opération, le 4 juin 1861. — Incision abdominale au niveau de la tumeur. Ablation d'une masse encéphaloïde du rein droit dont la partie supérieure n'est pas dégénérée. Tumeur pesant 2 livres et demie. Mort 15 jours après, par grande suppuration.

Obs. 69. — *Encéphaloïde du rein gauche. Néphrectomie. Guérison. Récidive et mort 9 mois plus tard.* — Jessop. In thèse Brodeur. — Chez un garçon de deux ans et demi apparut, il y a deux mois, une tumeur à marche rapide dans l'hypochondre gauche. Hématurie. Cystite et amaigrissement rapide.

Opération, le 7 janvier 1877. — Incision, celle de la colotomie, mais plus longue. Ligature du pédicule en masse. Après avoir mis d'autres ligatures, on enlève la tumeur. Hémorrhagie veineuse. Tumeur encéphaloïde. Poids : 16 onces

(512 gr). Sécrétion urinaire abondante normale. La plaie guérit vite. Au bout de 8 semaines, récidive dans les ganglions lombaires. Mort 9 mois plus tard.

OBS. 70. — *Carcinome du rein droit. Néphrectomie. Guérison.* — BYFORD, de Chicago. In thèse BRODEUR. — Malade âgée de 39 ans, se plaint depuis 18 mois de douleurs abdominales. Dans l'hypochondre droit, on sent une tumeur bosselée qui dépasse la ligne blanche. Par la ponction exploratrice et l'incision, on retire beaucoup de liquide ascitique.

Diagnostic : Encéphaloïde du rein droit.

Opération le 14 mai 1878. — Incision sur la ligne blanche, le pédicule est formé par deux ligaments qui s'étendent en bas et à droite. Les deux ligaments furent liés par une ligature double et réséqués. Pas d'hémorrhagie, la tumeur de 4 livres 1/2 était un carcinome. Le quatrième jour après l'opération, on nettoya la cavité abdominale dans laquelle il s'est formé du pus fétide. La guérison après est rapide. Deux ans plus tard, il n'y avait pas encore de récidive.

OBS. 71. — *Carcinome du rein gauche. Néphrectomie. Mort.* — CZERNY. In thèse BRODEUR. — Homme de 50 ans, depuis deux ans se trouve une tuméfaction dans l'abdomen, qui occasionne des douleurs atroces. La tumeur occupe la moitié gauche de l'abdomen. Le côlon descendant passe en avant de la tumeur.

Diagnostic : Carcinome.

Opération, le 19 janvier 1879. — Incision abdominale ; les masses molles de la tumeur ont traversé aussi un feuillet du méso-côlon ascendant. L'ablation totale fut effectuée. Une hémorrhagie abondante survint. Ligature de l'aorte abdominale entre les deux artères rénales. Occlusion de la plaie. Une paralysie des membres inférieurs en fut la conséquence. Dix heures après l'opération, la malade meurt. L'artère rénale gauche fut atteinte. L'examen microscopique démontra qu'il s'agissait d'un myocarcinome.

OBS. 72. — *Carcinome du rein. Néphrectomie. Mort.* — ESMARCH. In thèse BRODEUR. — Extirpation par voie abdominale en 1881. — Mort au bout de 8 jours, à la suite de perforation intestinale par le carcinome en question.

OBS. 73. — *Cancer du rein gauche. Néphrectomie. Mort le quarante-cinquième jour.* — ADAMS. In thèse BRODEUR. — Malade âgé de 39 ans, est atteint depuis 2 ans d'une hématurie intermittente et il éprouve en même temps des douleurs lombaires du côté gauche. A son entrée à l'hôpital l'urine contient du sang.

Opération, le 10 mars 1882. — Une incision parallèle au rebord de la douzième côte fait voir qu'il s'agit d'un néoplasme. L'incision fut prolongée en avant. Adhérences avec le péritoine et ouverture de ce dernier. L'uretère et les vaisseaux sont liés en masse. Le rein est atteint de cancer. La plaie guérit en quelques semaines. Mais le malade meurt le quarante-cinquième jour, de pleurésie.

A *l'autopsie*, on trouve dans les ganglions lombaires des infiltrations carcinomateuses.

Obs. 74. — *Cancer d'un rein mobile. Néphrectomie. Mort.* — Spencer Wells. In thèse Brodeur. — Homme, 58 ans, souffrant d'un rein mobile devenu cancéreux et volumineux. Depuis très longtemps, douleurs excessivement vives, hématuries, état général grave.

Opération, 1883. — Incision à deux pouces en dehors de la ligne blanche ; énucléation du rein entouré de grosses veines qui sont liées. Opération difficile, faite en 1 h. 1/2. Urines toujours sanguinolentes. Collapsus. Mort le quatrième jour, pas d'autopsie. La tumeur enlevée mesure 5 à 6 pouces de longueur et est blanchâtre à la coupe, traversée par des bandes de tissu fibreux. C'est un cancer alvéolaire à petites cellules.

Obs. 75. — *Carcinome du rein droit. Néphrectomie. Mort.* — Gross. In thèse Brodeur. — Chez une femme de 59 ans, s'est développée, depuis 8 mois, une petite tumeur douloureuse. Depuis 2 mois, sang dans les urines. La tumeur occupe la région lombaire et celle de l'hypochondre. Elle a le volume d'une tête d'enfant, résistante, dure, de consistance inégale, légèrement mobile. Une des anses intestinales passe au-devant d'elle. La ponction exploratrice donne un résultat négatif.

Diagnostic : Carcinome du rein ou de l'ovaire.

Opération, le 20 avril 1883. — Une incision exploratrice sur la ligne blanche prouve qu'il s'agit d'une tumeur couverte par le péritoine très vasculaire qui fut incisé et décollé de la tumeur. A ce moment survint une forte hémorrhagie par l'artère rénale. Le pédicule fut lié dans deux points. Anémie excessive de la malade. Ligature au catgut et hémostase. La plaie est fermée et drainée. Dans la même séance, ouverture de la vésicule biliaire, extraction d'un calcul et suture de la plaie avec catgut. Au bout de 65 heures, mort, péritonite Le rein gauche est intact, légèrement congestionné. Pas de généralisation. La sécrétion de l'urine existe jusqu'au dernier moment.

Obs. 76. — *Carcinome ou sarcome du rein droit. Néphrectomie. Guérison.* — Von Bergmann. In thèse Brodeur. — Femme, âgée de 54 ans. Il y a 18 mois, première hématurie durant 24 heures. Urines foncées et sédiment rougeâtre, constitué par du sang. Par la palpation abdominale, on sent dans la moitié droite de l'abdomen une tumeur dépassant la ligne médiane, mobile et accessible aussi dans la région lombaire. A la percussion, son clair au niveau de la plus grande partie de son étendue.

Diagnostic : Carcinome ou sarcome du rein droit.

Opération, le 20 septembre 1883. — Incision allant de la onzième côte au tiers externe du ligament de Poupart. On écarte le péritoine dont la déchirure est suturée avec du catgut fin. Enucléation de la tumeur volumineuse et vasculaire. Le pédicule est lié en trois endroits et la tumeur extirpée. Pansement iodoformé. Dans la première journée 250 gr. d'urine sanguinolente. Soir. Pouls 88. Temp. 37°,9. Urine claire les jours suivants. Quantité d'urine variant de 350 gr. à 1,500 gr. dans les 24 heures. Plaie complètement cicatrisée le dixième jour. Au quinzième jour, formation d'un abcès au niveau de l'extrémité inférieure de l'incision, retardant la guérison définitive. A la fin du douxième mois, la malade quitte l'hôpital. Seize mois après, la malade revue par Bergmann, continuait à se bien porter.

Obs. 77. — *Carcinome du rein gauche. Néphrectomie. Mort.* — Davy Richard. In thèse Brodeur. — Homme, 53 ans, entré à l'hôpital le 11 août 1883. Il y a onze ans traumatisme du testicule gauche. Douleurs dans le côté gauche depuis 1881. Expulsion de calculs par l'urèthre au mois d'avril 1883. Depuis, hématuries de temps en temps. Organe génital douloureux, testicule gauche non rétracté. La tumeur occupant la région rénale gauche est fluctuante, du volume du poing, mate à la percussion, non douloureuse, immobile. Urine légèrement albumineuse, contient du sang, des cellules épithéliales et du mucus. Miction très douloureuse.

Opération, le 8 août 1883. — Incision abdominale parallèlement à la ligne blanche, à deux pouces en arrière de l'épine iliaque antéro-supérieure. Ouverture du péritoine, ponction du kyste, écoulement de 33 onces du liquide. Le 12 octobre le malade quitte l'hôpital la tumeur étant réduite de volume, mais point du tout disparue. Le 20 octobre le malade revient.

Opération, le 13 novembre 1883. — Nouvelle opération, plus radicale. Extirpation du rein. L'artère et la veine rénale ainsi que l'uretère sont complètement dégénérés. Après l'opération, albuminurie et hématurie de temps en temps. Le 10 janvier 1884, le malade est envoyé en convalescence à Saint-George Infirmary. Mort le 15 janvier.

A l'*autopsie*, on trouve le foie, la vessie et l'uretère gauche atteints de carcinome encéphaloïde. L'uretère contient aussi un calcul d'oxalate de chaux.

Obs. 78. — *Tumeur épithéliale du rein gauche. Néphrectomie. Guérison.* — Billroth. In thèse Brodeur. — Homme de 33 ans, sans antécédents personnels, souffrant d'une tumeur dans le flanc gauche depuis longtemps.

Opération, le 16 février 1884. — Incision lombaire. Le rein gauche extirpé, présente le volume d'une tête d'enfant. Les suites de l'opération et la marche de la guérison furent très satisfaisantes, quoique la convalescence fût un peu longue à cause de la persistance des douleurs. Il s'agissait d'un épithélioma interstitiel qui avait pris naissance probablement dans la capsule et les glomérules de Malpighi.

Obs. 79. — *Cancer du rein gauche. Néphrectomie. Mort.* — John Homans, In thèse Brodeur. — Homme malade depuis 2 ans; tumeur remplissant flanc et hypochondre gauches jusqu'à la fosse iliaque, peu mobile.

Opération, 1884. — Incision abdominale, plaie du côlon, que l'on suture au catgut immédiatement. Tumeur très volumineuse, incision en T de la paroi abdominale pour l'enlever; incision et écartement du péritoine qui le recouvre, ligature du pédicule avec de la soie phéniquée. Drain par contre-ouverture à région lombaire; suture de la plaie abdominale. Pansement. Mort le 3° jour de péritonite suppurée. Rein enlevé cancéreux.

Obs. 80. — *Cancer du rein droit mobile. Néphrectomie. Guérison.* — Orlowsky. In thèse Brodeur. — Femme, âgée de 37 ans, porte, depuis six ans, un rein mobile, qui s'est produit à la suite d'un effort, d'après la malade. Depuis quatre semaines il existe des douleurs dans le rein mobile, et l'urine contient du sang. A l'examen de la malade, on trouve dans la fosse iliaque droite, une tumeur du volume du poing, bosselée, se déplaçant facilement en haut et douloureuse. L'urine est claire, contient des traces d'albumine, d'épithélium pavimenteux et de mucus.

Opération, le 15 mai 1885. — Incision lombaire partant de la 9° côte. Ouverture du péritoine, énucléation de la tumeur, ligature provisoire du pédicule. Extirpation de la tumeur; nouvelle ligature plus profonde du pédicule. Ablation du reste de l'organe. La plaie est fermée, mais non drainée. Le jour même de l'opération, douleurs fortes dans la région rénale. Urine 120 gr.

Le 3° jour. Temp. 40°. L'urine, 600 gr., contient de l'albumine, de l'épithélium et des cylindres.

Le 7° jour. Écoulement de pus en abondance par la plaie. Temp. 40°. Urine 500 gr. Le 13° jour, la plaie présente un bon aspect. La suppuration persiste. La température devient normale et la malade entre en voie de convalescence. La quantité d'urine est de 2,700 gr. dans les 24 heures. Guérison. Le rein extirpé pèse 450 gr. et présente en grande partie, une dégénérescence carcinomateuse.

Obs. 81. — *Sarcome du rein droit flottant. Néphrectomie. Mort.* — Kocher. In thèse Brodeur. — Malade, 35 ans. Hématuries depuis neuf mois. Rétention d'urine par la coagulation du sang. Douleurs dans la région rénale droite. En même temps il se forme dans la fosse iliaque droite une tuméfaction douloureuse. Puis le sang cesse d'apparaître dans les urines. Dans le côté droit se trouve une tumeur mobile pseudo-fluctuante, du volume d'une tête d'adulte. Les ovaires sont libres.

Diagnostic : Sarcome du rein.

Opération, le 20 avril 1876. — Incision sur la ligne blanche. Le côlon passe au-devant de la tumeur, ce qui en rend l'énucléation difficile. Le second jour après l'opération, l'urine devint alcaline et le troisième jour, la malade meurt de péritonite. Le pédicule était de la largeur de trois doigts; l'uretère dilaté.

Obs 82. — *Sarcome du rein gauche. Néphrectomie. Mort.* — Hueter. In thèse Brodeur. — Une fille, 4 ans. Tumeur du volume d'un œuf d'oie. La tumeur douloureuse, en partie élastique, en partie dure et présentant des tubérosités, s'étendant jusque dans le petit bassin, et en haut jusqu'à la onzième côte, à droite en dépassant la ligne blanche. Aucun viscère ne passe au-devant de la tumeur. Urine normale. La ponction exploratrice fait diagnostiquer un sarcome probablement de la rate.

Opération, le 4 juillet 1876. — Incision abdominale au niveau de la tumeur qui ne présentait aucune adhérence. La mort survient pendant l'opération à la suite d'hémorrhagie provenant des vaisseaux rénaux blessés. Le rein gauche était altéré, ainsi que le droit. La tumeur était un sarcome qui avait pris origine au niveau du hile du rein.

Obs. 83. — *Adéno-sarcome du rein gauche. Néphrectomie. Mort.* — Kocher. In thèse Brodeur. — Chez un garçon de 2 ans 1/2, on avait remarqué depuis sa naissance un gonflement localisé dans l'abdomen. La tumeur, de consistance solide avec nodosités assez mobiles, remplit la moitié gauche de l'abdomen. La ponction donne des résultats négatifs. Urine normale.

Diagnostic : Tumeur du rein.

Opération, le 27 août 1877. — Ouverture de la cavité abdominale sur la ligne blanche. La tumeur présente des adhérences. Le feuillet latéral du mésocôlon descendant est déchiré, ce qui amène une hémorrhagie veineuse. Le décollement est facile. Le pédicule lié en masse avec du catgut et réséqué. Jusqu'au soir du premier jour on avait retiré 1,600 gr. d'urine avec le cathéter. Mort de septicémie deux jours après. Rein droit hypertrophié. La tumeur était un adéno-sarcome du rein gauche.

Obs. 84. — *Sarcome du rein droit. Néphrectomie. Guérison. Récidive un mois après.* — Martin. In thèse Brodeur. — Malade de 53 ans, fut prise tout d'un coup, il y a 3 mois, d'une rétention d'urine et de douleurs, une tuméfaction se montra dans la région rénale droite, qui disparut ensuite, mais les douleurs ont persisté.

A l'examen de la malade, on trouve une tumeur lisse qui se laisse déplacer dans la région abdominale droite et qui s'étend jusqu'au petit bassin et en haut de deux travers de doigt au-dessus de l'ombilic.

Opération, le 10 décembre 1878. — Incision sur la ligne blanche. Des couches multiples de membranes contenant des vaisseaux sont incisées sans hémorrhagie. Le pédicule de la tumeur du volume des deux poings, très riche en vaisseaux volumineux, est lié avec 9 ligatures de soie. Aucune hémorrhagie. Résection du pédicule et suture de poches péritonéales au-dessus des ligatures. L'urine contient le premier jour de l'albumine. Guérison au bout du dix-huitième jour. Récidive au bout d'un mois.

Obs. 85. — *Sarcome du rein droit. Néphrectomie. Guérison.* —

Lossen, In thèse Brodeur. — Malade, 37 ans, avait remarqué depuis six mois une tumeur grosse comme le poing dans l'hypochondre droit, tumeur qui déterminait de fortes douleurs. La tumeur occupait la place où l'on trouve des tumeurs de l'ovaire. Il n'existe pas de viscères en avant d'elle. La malade est enceinte de trois mois.

Opération, le 11 août 1879. — Incision sur la ligne blanche, la tumeur se laisse énucléer facilement. Ligature du pédicule en masse et une hémorrhagie abondante est arrêtée, puis le pédicule est saisi, lié et coupé. La malade a une syncope, deux heures après, avortement. Les urines étaient au début noirâtres (intoxication hénlquée). La marche ultérieure de la guérison s'est effectuée sans accident. Il s'agit d'un rein sarcomateux.

Obs. 86. — *Sarcome du rein droit. Néphrectomie. Mort.* — Bardenheuer. In thèse Bordeur. — Malade 22 ans, dans l'espace de trois mois, quatre crises douloureuses, causées par une tuméfaction qui se trouve dans l'hypochondre droit. La tumeur est du volume des deux poings, accompagnée de douleurs et de fièvre. La peau est enflammée et on découvre de la fluctuation. La tumeur est limitée en haut par le foie, en bas par la crête iliaque. A gauche, elle dépasse la ligne blanche de deux travers de doigt.

Diagnostic : Sarcome ou périnéphrite due à la présence d'un calcul.

Opération, le 23 novembre 1879. — Incision lombaire. Le rein se trouve compris dans un énorme abcès qui saigne abondamment. Le rein fut énuclé, et le pédicule lié en masse. L'urine est au début sanguinolente. Formation d'un abcès dans le tissu conjonctif. Mort le dixième jour, de septicémie. La tumeur, du volume d'un œuf de poule, est un sarcome fasciculé.

Obs. 87. — *Sarcome du rein. Néphrectomie. Mort 3 heures après.* — Czerny. In thèse Brodeur. — Homme de 29 ans, hydronéphrose probablement congénitale qui est restée stationnaire. Trois fois, à la suite de chute, exagération de cette affection et chaque fois, le malade éprouve de vives douleurs et les urines contiennent du sang. Les trois dernières années, les douleurs n'ont pas cessé. Par la ponction faite au mois de janvier, on retira un liquide abondant presque urineux.

Opération, 10 mars 1880. — Incision parallèle au ligament de Poupart. Autre incision, faite le lendemain au niveau du kyste, démontre qu'il s'agit d'un sarcome. L'incision fut prolongée jusqu'à la douzième côte. La tumeur s'étend entre l'aorte et le péritoine et se prolonge jusqu'au foie. Le péritoine est suturé en trois points ; on est obligé d'appliquer de nombreuses ligatures. Derrière le côlon descendant, la masse néoplasique est enlevée avec la curette. Une plaie du côlon en fut la conséquence, plaie qui fut suturée. L'opération dura 3 heures. Une demi-heure après survient la mort, par suite de choc opératoire. Les ganglions lymphatiques présentaient des lésions sarcomateuses ainsi que la rate, le foie et les poumons.

Obs. 88. —*Sarcome du rein droit. Néphrectomie. Mort.* — Lucke. In th. Brodeur. — Un homme de 60 ans avait remarqué, depuis de longues années, une induration dans le bas-ventre. Dans sa partie droite de l'abdomen se trouvait une tumeur lisse, dure et peu douloureuse. L'urine est normale.

Diagnostic: Sarcome rénal.

Opération, le 1er août 1880. — Incision sur la ligne blanche. La tumeur mobile fut énucléée avec les mains. A ce moment, elle fut arrachée, ce qui amena une hémorrhagie assez forte, qui s'est arrêtée par la compression à l'aide des éponges. Ligature des vaisseaux. Pansement compressif. Diarrhée, anurie. Mort par collapsus le 4e jour. Le rein droit est sarcomateux, le gauche est atrophié et présente une transformation kystique. La veine rénale arrachée contient un thrombus sarcomateux. Une déchirure de la veine cave est bouchée par un thrombus.

Obs. 89. — *Sarcome télangiectasique du rein gauche. Néphrectomie. Guérison.* — Braum. In thèse Brodeur. — Homme âgé de 51 ans, bien portant jusqu'en 1880 ; à cette époque extrême fatigue à la suite d'un voyage en chemin de fer et hématurie. En même temps, douleurs dans la région lombaire gauche. Ces symptômes disparaissent, mais quatre jours après se renouvellent. Dans la région rénale gauche, on sent une tumeur dure, élastique, à la surface lisse, peu mobile, non fluctuante. L'urine claire contient des traces d'albumine ; à l'examen microscopique on y trouve quelques globules de sang. Vomissements fréquents.

Opération, le 23 avril 1881. — Incision de 22 centim., à 1 centim. au-dessous du rebord costal, parallèlement au bord externe de la masse sacro-lombaire. Énucléation de la tumeur sans lésion du péritoine. Drainage, suppuration abondante pendant quelques jours, vomissements encore quatre jours après l'opération. Pendant 10 jours le malade est sondé, ne pouvant uriner seul. Phénomène de cystite. Quantité d'urine, les 3 premiers jours 650 gr. par 24 heures ; le 4e jour 1,500 gr. ; le 7e jour 1,900 gr. ; le 11e jour 2,000 gr. L'examen microscopique de la tumeur démontre qu'il s'agit d'un sarcome télangiectasique. Guérison.

Obs. 90. — *Angio-sarcome du rein gauche. Néphrectomie. Mort.* — Czerny. In thèse Brodeur. — Il y a 1 an, le malade, 57 ans, avait remarqué du sang dans ses urines. Au bout de quelque temps, ces phénomènes disparurent et le malade se portait bien ; mais ces derniers temps, il accuse une fatigue, des douleurs et des phénomènes gastriques. Dans l'hypochondre gauche, on trouve une tumeur solide, lisse et rénitente. L'urine contient de l'albumine.

Diagnostic : Tumeur maligne du rein.

Opération, le 28 avril 1881. — Incision lombaire parallèlement à la courbure des côtes à 1 centim. au-dessous de la douzième côte. L'énucléation est relativement facile. Le pédicule est lié en masse avec de la soie. Deux vaisseaux du pédicule furent liés à part. Une portion molle du néoplasme fut enlevée avec la

curette tranchante. La capsule fut traversée, mais le péritoine resta intact.
Intoxication phéniquée. Cathétérisme de la vessie pendant 10 jours. Pas de
èvre. Mort par métastase le 14 octobre 1881. La tumeur était un angio-
sarcome.

Obs. 91. — *Sarcome du rein droit. Néphrectomie. Mort.* —
Whitehead. In thèse Brodeur. — Un homme, 45 ans, remarqua depuis
peu de temps une tumeur dont le volume augmentait rapidement. A l'examen,
on trouve dans l'hypochondre droit une tumeur peu volumineuse, et légèrement
mobile. Son bord inférieur se trouvait à deux centimètres de l'ombilic. Aucun
viscère ne se trouve en avant de la tumeur. L'urine contient beaucoup de sang
et des cellules, pas de cylindres.

Diagnostic : Sarcome du rein droit.

Opération, le 5 septembre 1881. — Incision sur la ligne blanche à laquelle
aboutit une incision transversale. L'uretère et les vaisseaux sont liés par une
double ligature et réséqués. Le rein est fixé par une bande fibreuse au diaphragme ; pas d'hémorrhagie. Ligatures, drainage. Après l'opération, amélioration légère. Traces d'albumine et de sang dans les urines. Le quatrième jour,
le malade meurt subitement. La cavité péritonéale contenait un épanchement de
sang et des exsudats plastiques. Le rein gauche est hypertrophié, mais de struc-
ture normale. Pas de généralisation. La cause de la mort reste inexpliquée. La
tumeur extirpée était un sarcome.

Obs. 92. — *Sarcome du rein gauche. Néphrectomie. Guérison.* —
Higuet. — M. H..., enfant de dix ans ; pas d'antécédents héréditaires, n'a
jamais été malade. Depuis février de cette année, 1881, douleurs sourdes dans
le côté gauche du ventre. A cette époque, constatation par le médecin d'une
tumeur solide, arrondie, du volume d'un gros œuf de dinde, non douloureuse à
la pression. Traitement résolutif et injections sous-cutanées d'ergotine sans
résultat.

Aujourd'hui, juin 1881, ventre développé surtout à gauche, fausses côtes gauches soulevées et flanc bombé de ce côté. Tumeur ovoïde remplissant l'hypochondre gauche, dépassant la ligne médiane et se prolongeant jusqu'à la fosse
iliaque, lisse, régulière, du volume d'une petite tête d'adulte, rénitente, non
fluctuante. Matité dans toute son étendue en avant, à gauche sur la face externe et sur toute la région lombaire gauche. Sonorité à droite de l'abdomen. Déplacement de la tumeur très limité, parois abdominales fortement appliquées sur
elle. Peu de douleur, la tumeur fatigue l'enfant par son volume et son poids.
État général bon. Aucun trouble de la miction. Jamais on n'a constaté d'hématurie. Deux mois plus tard, la tumeur a augmenté de volume, on reconnaît par
la palpation un cordon mou donnant par la pression la sensation de déplacement
de gaz, et légèrement sonore à la percussion.

Opération, 10 septembre 1881. — Chloroforme. Incision sur la ligne blanche,
déchirure de quelques adhérences du péritoine avec le néoplasme. Tumeur si-

lonnée en avant par côlons transverse et descendant et entourée d'un lacis de grosses veines. Incision du péritoine profond, énucléation de la tumeur. Ligatures séparées en soie sur l'uretère, sur la veine et sur l'artère ; section de ces organes entre deux ligatures. Ablation du néoplasme, toilette du péritoine, drain sortant par le triangle aponévrotique du flanc gauche ; sutures de la plaie abdominale. Pansement de Lister. L'opération a duré cinq quarts d'heure. Réaction facile. Pas de suppuration. Guérison le 16 octobre 1881. Au mois de janvier 1882, nous revoyons le malade, qui continue à se bien porter (1). L'examen histologique du néoplasme a démontré l'existence d'un adéno-sarcome épithéliomateux du rein (Dr Firket).

Obs. 93. — *Sarcome du rein. Néphrectomie. Mort.* — Heath. In thèse Brodeur. — Développement rapide d'un sarcome chez un jeune enfant.

Opération, le 12 juillet 1882. — Incision sur la ligne blanche. Hémorrhagie abondante. Mort par collapsus au bout de 18 heures.

Obs. 94. — *Sarcome primitif du rein gauche. Néphrectomie. Mort.* — Bokai. In thèse Brodeur. — Garçon âgé de 5 ans 1/2 ; tumeur de la région rénale gauche ; pas d'hématurie.

Diagnostic : Sarcome primitif du rein gauche. C'est le second cas observé dans l'espace de 30 ans à l'hôpital des Enfants-Assistés de Pesth sur 170,000 enfants, 1er cas observé en 1865.

Opération, 1882. — Incision abdominale sur la ligne médiane, extirpation de la tumeur et du rein. Mort le 3e jour de péritonite septique. La tumeur qui pèse 4 kilogr. (le 1/4 du poids total de l'enfant) est un sarcome médullaire (myo-sarcome), d'après l'examen microscopique. Uretère gauche long de 35 centim. Substance rénale complètement disparue dans la tumeur. Généralisation du néoplasme à d'autres organes. Cœur hypertrophié.

Obs. 95. — *Myxo-sarcome du rein droit, pris pour fibrome de l'utérus ou tumeur de l'ovaire. Néphrectomie. Guérison.* — Billroth. In thèse Brodeur. — Une femme, âgée de 38 ans, entre dans le service du professeur Billroth, le 2 janvier 1883. La malade a toujours été bien portante. Il y a à peu près 3 ans, elle a commencé à ressentir de légères douleurs dans le ventre. En même temps, il s'est développé une tuméfaction dans la moitié droite de l'abdomen. La tumeur, augmentant progressivement, atteint aujourd'hui le volume d'une tête d'adulte et les douleurs sont excessivement vives. Après le premier examen de la malade, le professeur Billroth pensa à un fibrome de l'utérus rétro-péritonéal, ou à une tumeur de l'ovaire. Il admettait difficilement

(1) *Note de l'auteur.* — M. le Dr Higuet a bien voulu nous faire connaître par une lettre, qu'il eut l'obligeance de nous adresser le 9 mai 1886, que la petite opérée a succombé 1 an 1/2 après la néphrectomie, à la suite d'une généralisation du sarcome dans la plupart des viscères et surtout dans le poumon droit.

une tumeur rénale, à cause de la marche si lente de son développement. L'urine contenait des traces d'albumine, mais pas de cylindres ni de sang.

Opération, le 5 juillet 1883. — Large incision sur la ligne médiane. Les intestins sont refoulés. Le péritoine, en avant de la tumeur, incisé et la tumeur énucléée avec le doigt. La surface lisse présente de nombreuses veines et, malgré toutes les précautions, il se produit, pendant l'énucléation de la tumeur implantée sur large pédicule, une déchirure de ses vaisseaux, qui cause une hémorrhagie abondante. Ligature du pédicule et résection de la tumeur. Tous les vaisseaux sont ensuite liés. On s'est aperçu alors, au grand étonnement de tous les assistants et de Billroth lui-même, que ce pédicule contient quelque chose qui rappelle le bassinet du rein, de telle sorte que la tumeur extirpée n'est autre chose que le rein droit dégénéré. Le pédicule fut saisi avec une pince, comprimé, lié et cautérisé au thermocautère. Toilette de la cavité abdominale, drainage et suture de la plaie. La guérison est complète quatre semaines après l'opération. Le rein extirpé est atteint d'un myxo-sarcome qui récidive très souvent. Quelque temps après, le professeur Billroth reçoit des nouvelles de la malade, qui continue à se bien porter.

Obs. 96. — *Sarcome du rein. Néphrectomie. Guérison.* — THORNTON. In thèse BRODEUR. — Une femme de 58 ans porte, depuis six ans, une tumeur qui incommodait la malade par sa grosseur. Par la percussion, le long de toute la tumeur on trouvait de la matité.

Diagnostic : Tumeur de l'ovaire.

Opération, 2 février 1883. — Incision sur la ligne blanche. C'était un sarcome qui avait pris naissance dans la capsule surrénale et qui pesait onze livres. Le rein lui-même était en partie sain. Le 6 février, la malade va bien.

Obs. 97. — *Sarcome du rein gauche. Néphrectomie. Mort.* — VON BERGMANN. In thèse BRODEUR. — Femme, 45 ans. Bien portante jusqu'en 1882, époque à laquelle elle a commencé à se plaindre de perte d'appétit et de faiblesse sans cause apparente. Affaiblissement général ; insomnie et dyspnée. On découvre une tuméfaction dans l'abdomen. La tuméfaction se trouve dans la région épigastrique gauche, mobile, du volume et de la forme d'une rate. En dernier temps, la tumeur avait notablement grossi, l'état général empirait. Douleurs intenses dans la tumeur avec irradiation vers le sacrum. A la fin de décembre, hématurie, puis les urines deviennent normales pour redevenir sanguinolentes après un intervalle de trois ou quatre semaines.

État actuel. — Malade très affaiblie et amaigrie. L'abdomen est gonflé dans sa moitié gauche. Par la palpation on constate une tumeur du volume d'une tête d'enfant. Dans un point, sur la ligne axillaire et au-dessous de l'ombilic, on sent quelque chose qui proémine et qui est isolé. Tumeur peu mobile, d'une consistance ferme. En avant de la tumeur se trouve le côlon descendant. L'utérus et les ovaires sont libres. L'urine dans les 24 heures est de 1,200 à 1,800 grammes. Densité : 1010-1016 ; réaction acide, contient un peu d'albumine. A l'examen microscopique, on trouve des globules rouges mais d'éléments morphologiques.

Diagnostic : Tumeur maligne du rein.

Opération, le 12 juin 1883. — Incision le long du bord externe du muscle droit du côté gauche de l'abdomen. La tumeur se trouvait entre les feuillets du méso-côlon descendant. Enucléation de la tumeur qui est très vasculaire. Ligature des vaisseaux. Une hémorrhagie légère fut facilement arrêtée. La plaie est remplie de gaze au sublimé. Sutures profondes et superficielles. Durée de l'opération : 50 minutes. Mort le 15 juin 1883. Pas d'autopsie. La tumeur extirpée est un sarcome vasculaire dans lequel on trouve du tissu fibreux. Le rein était intact dans une grande partie de son étendue. Dans le bassinet dilaté, se trouvait une petite tumeur grosse comme une noisette.

Obs. 98. — *Sarcome du rein droit. Néphrectomie. Guérison. Récidive 6 mois après et mort.* — Godlee. — Enfant, 22 mois, entré au North Eastern Hospital, en août 1888. Deux mois auparavant tuméfaction de l'abdomen, visible surtout du côté droit. Urine normale. Tumeur mobile, indolente, mesurant 10 centim. sur 6.

Opération, août 1888. — Incision de Langenbuch. Extirpation du rein malade assez facile ; six jours après plaie abdominale cicatrisée et l'enfant quitte l'hôpital. En février 1884, récidive dans la fosse iliaque et mort rapide. Cette tumeur qui pesait une livre, est un sarcome à cellules rondes, ovales et fusiformes.

Obs. 99. — *Sarcome du rein. Néphrectomie. Mort.* — Ollier. In thèse Brodeur. — Enfant de quatre ans et demi avec tumeur volumineuse rénale diagnostiquée de bonne heure. L'opération est proposée, mais les parents s'y opposent. Plus tard, la tumeur augmentant beaucoup de volume, les parents supplient le chirurgien d'intervenir.

Opération, 1883. — Incision abdominale. Ligature du pédicule et extirpation de l'organe dégénéré. Malade meurt dans la journée, en faisant un effort pour prendre quelque chose près de son lit. La tumeur est un sarcome.

Obs. 100. — *Sarcome du rein. Néphrectomie. Guérison.* — Schoenborn. In thèse Brodeur. — Fille âgée de 7 ans, tumeur du rein grosse comme le poing.

Opération, 1883. — Incision abdominale. Extirpation de la tumeur. Guérison.

Obs. 101. — *Sarcome rénal. Néphrectomie. Mort.* — Meredith. In thèse Brodeur. — Fille, 4 ans, avec ventre volumineux, douloureux.

Opération, 1883. — Incision abdominale, ligature du pédicule. Rupture de la tumeur. Pansement. Mort le 8e jour.

Autopsie. — Nodules sarcomateux dans les poumons ; uretère du côté ma-

lade volumineux et contenant de l'urine dont la présence ne peut s'expliquer
que par la régurgitation par l'orifice vésical.

Obs. 102. — *Sarcome médullaire du rein droit. Néphrectomie.* —
KRONLEIN. — Femme, âgée de 58 ans. Hématuries depuis un an et ce n'est
que depuis quelques semaines que l'on constate dans la région rénale droite une
tumeur qui arrive jusqu'à la ligne médiane.

Opération, 1884. — Incision verticale de 22 centim. allant du fibro-cartilage
de la 10° côte au ligament de Poupart. La tumeur proémine dans la plaie
pendant qu'un aide presse sur la paroi abdominale. Ligature du pédicule d'abord
en deux parties, puis l'artère, la veine et l'uretère sont liés séparément. Drain.
Guérison par première intention, après trois pansements. La tumeur enlevée
est du volume d'une tête d'enfant. La capsule rénale, nullement perforée, contient un fongus médullaire hémorrhagique (sarcome médullaire) qui occupe
presque tout l'organe. Ce n'est qu'à la partie inférieure du rein qu'on peut constater un petit îlot de substance rénale normale.

Obs. 103. — *Sarcome rétro-rénal. Ablation de la tumeur et d'une
partie du rein correspondant. Abcès périrectal et lombaire. Mort.* —
CHADWICH. In thèse BRODEUR. — Malade avec douleur et tumeur abdominale.

Opération, 1884. — Incision abdominale. Tumeur en arrière du rein qui lui
est solidement fixé. Enucléation cependant facile. En extirpant la tumeur, la
substance rénale est aussi déchirée. La malade meurt au bout de 10 semaines,
après avoir présenté un abcès volumineux près du rectum et un autre dans la
région lombaire.

Obs. 104. — *Sarcome du rein droit. Néphrectomie. Guérison.* —
CROFT. In thèse BRODEUR. — Enfant, 3 ans, avec hématuries du janvier
dernier. Dans la région lombaire droite, tumeur élastique, bosselée, mobile.
Rien d'anormal à part cela ; état général excellent ; urine jaune paille, claire
sans albumine ni cylindres, avec poids spécifique : 1022.

Opération, 17 février 1885. — Incision verticale de 12 centim. commençant
entre la crête iliaque et la dernière côte et finissant à la ligne semi-lunaire ;
seconde incision verticale de la même longueur dans la ligne semi-lunaire.
Tumeur attirée au dehors, ligature du pédicule en deux parties avec soie et
catgut et extirpation du néoplasme, du volume du poing d'un adulte à la périphérie
duquel on distingue quelques restes de tissu rénal. Suture de la plaie péritonéale, profonde. Drain, dans la plaie abdominale qui est suturée. Pansement avec
ouate et gaze à l'iodoforme. Pas d'accidents après l'opération, si ce n'est rétention d'urine de courte durée et petit abcès dans la moitié droite du scrotum.
Cinq semaines après, le malade quitte l'hôpital, parfaitement guéri ; 500 grammes
d'urine dans les 24 heures, en moyenne.

Obs. 105. — *Sarcome ou carcinome du rein gauche. Néphrectomie Guérison.* — WAHL. In thèse BRODEUR. — Malade, âgée de 49 ans, mariée. 11 enfants; dernière couche il y a six ans. Réglée pour la dernière fois au mois d'avril 1885. A cette époque, elle constata la présence d'une tumeur dans la région lombaire gauche. Généralement bien portante. Au mois dé janvier dernier, hématurie. Douleurs se propageant de la région lombaire gauche vers la vessie et la partie supérieure de la cuisse. Depuis l'apparition de la tumeur, les hématuries deviennent plus fréquentes et les douleurs beaucoup plus vives. A l'examen de la malade, on trouve une tumeur à trois travers de doigt au-dessous du rebord costal, à surface lisse de consistance ferme, mate dans toute son étendue. L'urine (450 gr. en 24 heures) renferme des hématies.

Opération, le 22 juillet 1885. — Incision abdominale. Pendant le décollement de la tumeur, forte hémorrhagie veineuse. L'uretère paraît être rempli de masses néoplasiques. Ligature et résection de l'uretère. Ligature des vaisseaux rénaux et extirpation de la tumeur qui pèse 821 grammes. Le bassinet était rempli de caillots. A la coupe du rein, on constate des nodosités jaunâtres multiples, avec de petites poches kystiques entre lesquelles on trouve encore des traces de substance rénale normale. Au microscope la tumeur semble être un sarcome ou un carcinome.

Suites de l'opération très heureuses. Quelques vomissements. Pas de fièvre. Urine des 24 heures varie entre 1,000 et 1,900 gr. Réunion de la plaie par première intention. Ablation des sutures le 31 juillet. La malade quitte l'hôpital le 10 août sur sa demande; mais le 28 août, elle y rentre pour des douleurs dans la région lombaire. L'urine trouble, acide, très chargée, ne contient pas d'albumine, mais beaucoup de leucocytes et de bactéries. On ne trouve pas d'indice de récidive; le rein droit semble être plus volumineux.

Le 17 septembre, la malade quitte l'hôpital avec un état général très amélioré.

Obs. 106. — *Sarcome du rein droit. Néphrectomie. Guérison.* DANDOIS. In thèse BRODEUR. — Garçon, 25 mois. Il y a 4 à 5 mois, les parents s'aperçoivent que le ventre de l'enfant gonfle. A ce moment, tumeur du volume du poing. Depuis, augmentation rapide du volume de la tumeur et affaiblissement de l'enfant.

Au premier examen, paroi droite de l'abdomen soulevée depuis les fausses côtes jusqu'à la crête iliaque. Tumeur de consistance ferme élastique légèrement bosselée, sphérique avec son bord interne nettement tranché, mobile dans tous les sens surtout dans le sens vertical, descendant même jusqu'au pubis. Mate dans toute son étendue et matité séparée en haut de celle dû foie par une zone de sonorité de 2 à 3 centim. de largeur. Douleurs spontanées de temps en temps. Ponction exploratrice négative, jamais de troubles urinaires, jamais d'hématurie. Urine examinée avant l'opération ne contient ni albumine, ni sucre, ni élément figuré d'aucune sorte. Accès fébrile de temps en temps et amaigrissement considérable.

Opération, 21 août 1885. Précautions antiseptiques les plus minutieuses. Incision sur la ligne mamelonnaire. Côlon ascendant sur le côté interne de la tumeur qui s'étend de la dixième côte à l'arcade crurale. Incison de la couche péritonéale profonde et énucléation de la tumeur à l'aide des doigts. Deux ligatures en fil de scie sur le hile qui est sectionné entre les deux ligatures. Pas de suture de la plaie péritonéale profonde, mais pulvérisation d'iodoforme porphyrisé sur cette plaie; 18 sutures en fil de soie réunissant les bords de la plaie abdominale. Pansement. Durée de l'opération 1 heure. Pas d'hémorrhagie. Suites très heureuses. 1er pansement le septième jour, réunion complète. Depuis ce temps le malade va très bien, santé parfaite. Guérison. Tumeur enlevée volumineuse (27 contim. sur 14) comprenant la moitié inférieure du rein dont l'autre moitié est saine. C'est un sarcome rénal (tissu intermédiaire entre adénome et carcinome).

OBS. 107. — *Sarcome du rein. Néphrectomie. Guérison. Récidive.* — KOENIG. In thèse BRODEUR. — Enfant avec tumeur rénale.

Opération, 1885. — Incision abdominale. Extirpation du rein sarcomateux. Guérison rapide. Récidive quelque temps après.

OBS. 108. — *Myxo-sarcome rénal. Néphrectomie. Guérison.* — KOENIG. In thèse BRODEUR. — Enfant avec tumeur abdominale. Myxo-sarcome du rein.

Opération, 1885. — Incision abdominale. Extirpation de la tumeur. Guérison rapide.

OBS. 109. — *Rein mobile encéphaloïde. Néphrectomie. Mort.* — BARKER. In thèse BRODEUR. — Fille de 21 ans. Début 8 mois par douleurs lombaires. Il y a trois mois on avait diagnostiqué un rein flottant, la malade avait alors des hématuries et des nausées. A son entrée à l'hôpital hématuries fréquentes.

Diagnostic : Rein flottant encéphaloïde.

Opération, le 23 décembre 1879. Incision médiane. Mort le 2e jour de thrombose pulmonaire. Infiltration métastatique des poumons. La tumeur était un encéphaloïde.

OBS. 110. — *Adénome du rein gauche. Néphrectomie. Mort.* — CZERNY. In thèse BRODEUR. — Enfant de 11 mois. Début il y a 6 semaines comme tumeur. Hématurie il y a 4 mois. Néphrectomie abdominale. Mort au bout de 2 jours 1/2. Péritonite.

OBS. 111. — *Adénome(?)du rein droit. Néphrectomie. Guérison.* — ALBERT. In thèse BRODEUR. — Femme de 41 ans. Début, 2 ans avant : hématuries à la suite de chute, tumeur. Opérée le 7 février 1885. Incision de Langenbuch. La malade guérit. La tumeur semble plutôt un carcinome.

Obs. 112. — *Carcinome du rein gauche. Néphrectomie. Mort.* — BOUILLY. In thèse GUILLET, 1888. Paris. — La nommée B..., Eléonore, âgée de 54 ans, couturière, entre le 26 mars 1887 à l'hôpital de la Maternité, salle Levret, n° 7.

Antécédents héréditaires. — Père, mort d'accidents à 76 ans. Mère, morte à 66 ans d'hydropisie (?). 14 frères et sœurs, dont 5 sont en bonne santé, et dont les autres sont morts : 3 de la variole, 1 de tuberculose pulmonaire à 26 ans les autres en très bas âge.

Antécédents personnels. — N'a jamais été malade. Réglée à 12 ans 1/2 ; depuis, menstruation régulière ; mariée à 38 ans. Pas d'enfants. Il y a 8 mois environ la malade ressentit les premiers symptômes de l'affection qui l'amène à l'hôpital : elle éprouva alors des douleurs dans la région lombaire et fut prise en même temps d'hématurie. Ces deux symptômes naquirent simultanément. Les douleurs venaient spontanément, aussi bien dans la journée que dans la nuit, aussi bien pendant le repas qu'au moment du travail. Elles siégeaient au niveau de la région lombaire et s'irradiaient en biais le long de l'uretère jusqu'au pubis. La malade est très affirmative à cet égard ; elle nous donne ce renseignement d'elle-même. Ces douleurs étaient peu vives ; c'était plutôt une sensation de pesanteur ; elles n'ont jamais revêtu le caractère de violentes coliques. Les hématuries étaient également spontanées ; elles venaient à toute heure de jour et de nuit ; elles surprenaient la malade et n'étaient point précédées de recrudescence des douleurs rénales. Dès le début elles étaient abondantes, les mictions paraissaient composées de sang à peu près pur ; elles contenaient des caillots, dont la plupart étaient allongés et avaient la forme de petites sangsues (expression de la malade). Par moment elles renfermaient comme de petits morceaux de viande hachée, sentant très mauvais. Ces hématuries étaient presque continues, c'est ainsi que pendant ces huit mois elles ne se sont arrêtées que 2 ou 3 fois et pas plus que 2 à 3 jours chaque fois ; pendant ces courts intervalles les urines redevenaient claires ; elles n'étaient point purulentes. La malade a remarqué que depuis qu'elle est entrée à l'hôpital, ces hématuries sont bien moins abondantes. Elle n'a point observé que l'abdomen soit devenu plus volumineux ; en mettant ses jupons elle s'apercevait que la ceinture était légèrement douloureuse à gauche.

Au commencement de l'année 1887, après avoir consulté plusieurs médecins et ne voyant aucune amélioration dans son état, elle est entrée à l'hôpital Cochin, dans le service de M. Dujardin-Beaumetz, qui l'a fait passer à la Maternité, dans le service de M. Bouilly.

État de la malade le 4 avril. — La malade est pâle, un peu jaune, très amaigrie. Cet amaigrissement est survenu depuis quelques mois, depuis les premières hématuries. L'abdomen ne présente pas de déformation très marquée, on voit cependant une légère voussure dans l'hypochondre et le flanc gauches. Les veines sous-cutanées ne sont point dilatées. La palpation fait reconnaître l'existence d'une tumeur, qui occupe la région lombaire gauche, le flanc correspondant et s'avance jusqu'au niveau de l'ombilic vers lequel elle envoie un prolongement. Sä limite inférieure est représentée par une ligne oblique allant de l'ombilic à l'épine iliaque antéro-supérieure gauche, en haut elle n'empiète pas sur l'épigastre ; mais elle paraît s'enfoncer dans l'hypochondre où les doigts la suivent sous les côtes. On la saisit très nettement entre une main placée sur les lombes et une autre main placée sur l'abdomen. Elle paraît avoir le volume d'une tête d'adulte. Elle présente une consistance ferme, un peu moins résistante à sa partie interne que vers le flanc gauche où elle fait le plus de saillie. Sa surface présente quelques bosselures ; elle est douloureuse à la pression. Elle est peu mobile, le ballottement rénal n'est point appréciable ; elle semble suivre les mouvements du diaphragme dans les fortes inspirations. La percussion donne de la sonorité dans toute l'étendue de l'abdomen, même au niveau de la tumeur ; toutefois en déprimant fortement les parois abdominales on obtient un peu de matité vers le flanc gauche. L'examen de la région lombaire, la malade étant sur le ventre, ne donne aucun résultat précis ; elle est mate des deux côtés ; mais elle présente une dépressibilité moindre à gauche qu'à droite.

Les autres viscères sont normaux, le foie n'est pas augmenté de volume, la rate semble peu volumineuse, mais il est difficile de la délimiter en bas. Rien dans la région lombaire droite, rien au cœur, ni aux poumons. Le tube digestif paraît en bon état ; l'appétit est conservé. L'utérus est petit et mobile ; le col ne présente aucune cicatrice ; les culs-de-sac sont libres. La malade a ressenti à plusieurs reprises du prurit vulvaire ; elle a remarqué que les grandes lèvres augmentaient de volume, quand elle restait un certain temps debout ; elles ne présentent pas de varices. La jambe gauche est douloureuse ; au niveau des malléoles, léger œdème. Il n'y a de douleur ni le long du sciatique ni sur le trajet des saphènes. La malade a observé que les veines de la jambe gauche augmentaient de volume, quand elle marchait quelque temps. Elle pensait qu'elle allait avoir des varices. Actuellement il existe sur cette jambe de légères dilatations variqueuses. Les urines ont une teinte rosée ; elles sont peu colorées ; leur quantité est normale (1,200 à 1,500 grammes par jour). Des dépôts de cette urine, examinés au microscope, contiennent des cristaux d'acide urique et des cellules épithéliales. La température est normale.

Diagnostic : Carcinome du rein gauche, sans généralisation.

Opération, le 9 avril 1887. — Incision en dehors du muscle grand droit de l'abdomen, étendue de l'épine iliaque antéro-supérieure gauche jusqu'au niveau de la 10 ou 11° côte gauche. Cette incision est recourbée en haut et en bas pour donner un jour suffisant. Elle répond à la partie la plus saillante de la tumeur et comprend toute la paroi antérieure de l'abdomen avec le feuillet péritonéal antérieur. On arrive alors sur la tumeur rénale très volumineuse, qui descend jusque dans la fosse iliaque gauche et remonte très haut derrière les côtes gauches. Au-devant d'elle se trouve le côlon descendant. Une incision est pratiquée le long du bord externe de cet intestin et divise le feuillet péritonéal postérieur sans donner une goutte de sang. Le côlon descendant est alors refoulé à droite et maintenu par une large éponge aplatie. Pendant tout ce temps de l'opération, la masse intestinale n'a point été vue, grâce à la position de la malade couchée sur le flanc droit, le bassin soulevé par une alèze repliée. La main droite procède ensuite à la décortication du rein en commençant par sa face antérieure, puis s'attaquant à son bord externe, sa face postérieure et ses deux extrémités ; on parvient ainsi jusqu'au hile. Ce temps de l'opération est facilement exécuté, malgré la situation élevée de l'extrémité supérieure du rein, qu'il faut aller chercher très haut dans l'hypochondre, et malgré aussi les adhérences qui unissent cette extrémité au diaphragme. Pendant ce temps, l'uretère s'est déchiré ; on constate qu'il est dilaté, qu'il présente le volume du petit doigt et qu'il est rempli par un caillot fibrineux volumineux. Une pince hémostatique est placée sur lui ; il ne s'écoule pas de liquide dans le ventre. Le feuillet péritonéal postérieur est alors saisi avec des pinces à forcipressure, de façon à ce qu'on puisse le retrouver aisément ; puis le rein est attiré hors de l'abdomen. On procède alors à la ligature du pédicule vasculaire et à celle de l'uretère à l'aide de fils de soie ; cette double ligature est très aisée..Puis le rein est enlevé ; il reste une vaste cavité remontant très haut sous les fausses côtes ; cette cavité est rendue extra-péritonéale par la suture des feuillets péritonéaux antérieur et postérieur, avec des fils de catgut. Elle est aseptisée ; une contre-ouverture est faite dans la région lombaire gauche, on y place un drain ; un autre drain est placé dans la plaie abdominale antérieure, dont les lèvres sont rapprochées par des utures profondes et superficielles. Pansement antiseptique.

L'opération a été en somme très facile. Elle a duré 3/4 d'heure. Après l'opération, la malade est pâle ; ses extrémités sont froides, malgré l'absence d'hémorrhagie et le peu de chloroforme absorbé. Température, 35°,6.

Suites opératoires. — 9 avril. Soir, température 37°,2 ; légère hématurie.

Le 10. Matin, T. 36°,2 ; 250 gr. d'urine très sanglante ; grande pâleur de la face, vomissements abondants la nuit. Soir, T. 37°,2.

Le 11. Matin, T. 36°,8 ; 250 gr. d'urine normale. Premier pansement, pas de suppuration. Lavement. Soir, T. 36°,6.

Le 13. Matin, T. 36°,2, 500 grammes d'urine normale, pas de vomissements, hoquet, face pâle, abattement, soif vive. Limonade purgative. Soir, T. 36°. Corps froid, yeux enfoncés. Voix cassée ; plusieurs garde-robes très fétides.

Le 14. Matin, T. 35°,8, 750 grammes d'urine normale, 2° pansement, peu d'urine, plaie lombaire blafarde. Délire pendant la nuit, diarrhée continuelle très fétide. Banyuls 250 gr. Piqûre d'éther. Soir, T. 35°,6. Diarrhée moins abondante, langue sèche. La malade est couchée immobile, les yeux grands ouverts et fixés en haut.

Le 15. Matin, T. 35°,2, 750 grammes d'urine normale. Agitation, délire, rien dans la nuit. Pas de diarrhée, pas de troubles de la vue, langue sèche, pansement défait, légère suppuration, 3° pansement. Banyuls 200 grammes, 4 injections d'éther, 2 litres de lait. Somnolence dans la journée. Soir, T. 36°,2.

Le 16. Matin, T. 36°, 750 grammes d'urine normale. Agitation dans la nuit, langue noire, rôtie, dents et gencives fuligineuses, 4° pansement. On enlève tous les fils superficiels et la moitié des fils profonds. Très peu de suppuration. Banyuls 200 grammes, 2 litres de lait, 3 injections d'éther. Soir, T. 36°. Respiration régulière. Sommeil calme.

Le 17. Matin. Mort. Celle-ci doit être vraisemblablement attribuée à des accidents urémiques.

Autopsie. — Les bords de la plaie sont nets, la plaie elle-même est un peu sanieuse, elle renferme 2 à 3 cuillerées de pus. Les feuillets antérieurs et postérieurs du péritoine ayant été suturés l'un à l'autre, la plaie est extra-péritonéale, toutefois à la partie supérieure existe une petite ouverture qui la fait communiquer avec la plaie péritonéale. Il n'y a pas trace de péritonite ; le côlon descendant, qui se trouve en contact avec la plaie, est seul un peu congestionné. Le rein droit paraît sain à l'œil nu ; il n'est le siège d'aucune tumeur ; sa capsule se décortique facilement, et la coupe montre les deux substances intactes ; mais il est petit, atrophié et ne pèse que 110 grammes. Foie et rate sains. Légères adhérences pleurales ; poumons sains, le gauche un peu congestionné à la base.

L'intestin ayant été enlevé, on constate à cheval sur la colonne vertébrale, au niveau du hile du rein gauche, une tumeur du volume d'un gros œuf de poule, appliquée sur l'aorte, mais encore mobile et pouvant s'énucléer avec le doigt. Cette masse bosselée est à moitié kystique. Une coupe fait reconnaître qu'elle est constituée en grande partie par une substance molle, blanche, cérébriforme. Au-dessous de cette masse principale existent deux autres petites tumeurs du volume d'une amande, noirâtres et molles ; ce sont manifestement des ganglions lymphatiques. Les autres ganglions sont indemnes. L'uretère sectionné et lié est sain. Vessie normale. Les veines rénales et l'artère rénale sont facilement reconnaissables ; dans l'artère existe un caillot fibrineux résistant. Pas la moindre trace d'inflammation au niveau du pédicule ; pas d'hémorrhagie. Utérus et ovaires sains. Colonne vertébrale indemne. La masse ganglionnaire a été examinée au microscope par notre collègue et ami Polguère. Voici le résultat de cet examen : La tumeur a été durcie par l'alcool absolu, les coupes ont été colorées au picro-carmin. A un faible grossissement, il est impossible de reconnaître un ganglion. La coupe est parcourue par des grandes travées fibreuses, s'anastomosant et circonscrivant de grands espaces circulaires. Ces espaces sont remplis d'un tissu, qui est le tissu néoplasique. Il est formé exclusivement de cellules en contact immédiat, tassées les unes sur les autres. Celles qui sont au centre de ces espaces circulaires, sont peu distinctes, fragmentées et semées de gouttelettes graisseuses, au point qu'il est impossible de préciser quelle est la forme et la nature de ces cellules. Au fur et à mesure que l'on se rapproche de la périphérie, on les distingue mieux ; celles qui sont en contact avec les travées fibreuses sont très nettes ; ce sont des cellules grandes, polymorphes, dont la plupart se rapprochent de la forme cylindrique ; elles ont un gros noyau avec plusieurs nucléoles ; elles sont généralement disposées suivant une forme tubulaire, pénètrent obliquement vers le centre de l'îlot. Le stroma conjonctif se présente sous la forme de faisceaux conjonctifs adultes, semés par places de cellules embryonnaires du même tissu. Les vaisseaux sont peu abondants ; ils ont une paroi bien distincte. Les îlots cellulaires appartiennent au type épithélial ; c'est un épithélioma qui n'est ni cylindrique ni pavimenteux, qui provient sans doute d'un épithélium viscéral, ayant pour point de départ, par exemple, le foie ou le rein. La forme de cet épithélioma est la forme carcinomateuse à grandes alvéoles. Le rein droit examiné au microscope est peu malade. Nous notons seulement un épaississement léger de la capsule de Bowman, de la prolifération du bouquet glomérulaire, de l'élargissement des tubes contournés, un épithélium peu net, un peu granuleux.

Examen de la tumeur rénale. — La tumeur est volumineuse, elle présente une longueur de 22 centimètres, une largeur de 12 centimètres et une épaisseur de 10 centimètres. Elle a la forme d'un rein hypertrophié et présente à sa surface un grand nombre de bosselures, dont les unes offrent une coloration rouge et présentent une certaine fermeté et dont les autres sont noirâtres, fluctuantes et kystiques. La capsule du rein est intacte ; la masse néoplasique ne l'a érodée en aucun point ; elle est très adhérente aux parties sous-jacentes ; l'atmosphère cellulo-graisseuse ne présente pas trace d'inflammation. A la coupe la surface est constituée par une substance molle, rougeâtre, semée de kystes remplis par des caillots noirâtres diffluents, qui paraissent récents. La substance rénale n'est plus reconnaissable en aucun point, l'aspect de la tumeur est celui d'un cancer encéphaloïde.

L'examen microscopique de la tumeur n'a pu être fait d'une façon complète ; toutefois, M. Darier, qui en a examiné quelques fragments, nous a communiqué les renseignements suivants. Il s'agit d'une tumeur épithéliale. Les coupes du fragment que j'ai retrouvé montrent d'un côté une coque fibreuse avec lobules adipeux et nombreux vaisseaux. Au-dessous de cette coque se voit une série de nodules néoplasiques séparés par des cloisons conjonctives ; ils sont composés de cavités le plus souvent tubuleuses, tapissées par un épithélium cylindrique stratifié ou à une seule couche suivant les points ; au centre des tubes existe une lumière qui souvent contient du sang. Il paraît évident qu'il s'agit d'une de ces tumeurs nommées généralement adénomes ou adéno-carcinomes du rein (Klebs), qui, pour d'autres, sont l'épithélioma ou le carcinome primitif du rein.

Obs. 113. — *Épithélioma du rein gauche. Néphrectomie. Mort.* — Horteloup. In thèse Guillet. — La nommée X..., âgée de 38 ans, cuisinière, entre le 4 juin 1887, dans le service de M. Horteloup, à la Maison de santé.

Antécédents héréditaires. — Mère âgée de 60 ans, bien portante. Père mort à l'âge de 70 ans, 2 sœurs en bonne santé.

Antécédents personnels. — Rougeole à 10 ans ; variole à 20 ans ; à 26 ans, maladie du cœur à la suite de laquelle il lui est resté des palpitations. Réglée à 14 ans, elle a eu à 20 ans, un enfant qui est mort au bout de 15 jours de diarrhée infantile. L'accouchement a été facile, le rétablissement complet. Les règles ont toujours été régulières. Pas de fièvres intermittentes. Vers le mois de janvier 1888, la malade ressentit pour la première fois dans les reins des douleurs, qui revenaient surtout pendant la nuit et l'empêchaient de dormir. Les douleurs s'aggravant, elle consulta un médecin, qui découvrit une tumeur dans l'abdomen. Celle-ci grossit rapidement et ne tarda pas à s'accompagner de fréquents besoins d'uriner ; la miction n'était d'ailleurs pas douloureuse et il n'y eut jamais d'hématurie. La malade s'est fait soigner par un spécialiste qui lui a vendu un appareil électrique au moyen duquel elle s'électrisait 2 fois par jour en plaçant les 2 pôles sur l'abdomen. A son entrée elle présente quelques eschares qui suppurent encore. Comme elle s'affaiblissait de jour en jour, elle s décida à entrer à la Maison de santé.

État de la malade à son entrée. — Le ventre est tuméfié ; la circonférence passant par le point culminant de la tumeur mesure 105 centim. ; du reste, la malade dit qu'elle a toujours eu le ventre fort ; le développement de l'abdomen est à peu près symétrique, le côté gauche cependant est un peu plus gros que le droit. Il n'existe pas de dilatation des veines sous-cutanées ; pas de protection de fausses côtes en dehors. A la palpation on sent une tumeur ferme, de consistance égale, présentant vers la partie interne de sa face antérieure un sillon large mais peu profond, facilement appréciable à travers les parois abdominales peu chargées de graisse, et séparant deux lobes peu saillants. La forme de la tumeur est régulière, ovoïde, à grosse extrémité s'avançant vers la ligne blanche, à petite extrémité se prolongeant en dehors dans la région lombaire ; la longueur en ce sens paraît être de 30 centim. environ. Dans le sens vertical elle s'étend des fausses côtes gauches, sous lesquelles elle ne se prolonge pas, jusqu'à 2 ou 3 centim. de l'arcade de Fallope. La tumeur est mate dans toute son étendue, si ce n'est cependant vers son bord interne, sur lequel la sonorité intestinale empiète un peu. Elle est mobile, mais légèrement. C'est surtout dans le sens vertical qu'on peut lui imprimer quelques mouvements : ces mouvements ne dépassent pas d'ailleurs 2 centimètres.

La région lombaire ne présente pas de déformation. Au toucher vaginal on trouve le col utérin refoulé à droite et en arrière ; il est un peu gros. Dans le cul-de-sac gauche on constate une tumeur dure, régulière, le remplissant complètement, sans rapport sensible avec la tumeur abdominale dont les déplacements restent sans influence sur elle. Le toucher rectal fait sentir une tumeur dure, assez volumineuse, implantée sur la face postérieure de l'utérus et faisant saillie dans le rectum. En déprimant la paroi abdominale au-dessus du pubis, on sent la face antérieure de l'utérus par un sillon et mobilisable sur elle. Le fond de l'utérus remonte jusqu'à 5 ou 6 centimètres de l'ombilic. Il ne peut s'agir de grossesse, car la malade a eu ses règles à leur époque et avec leur abondance ordinaire 8 jours avant l'opération. Aux deux jambes, varices, dont l'existence remonte à une quinzaine d'années. Battements du cœur ; à la pointe et au premier temps souffle très léger. Rien au poumons. Bien que la malade s'affaiblisse de jour en jour, son état général n'est pas très mauvais, l'appétit est conservé et pendant les 15 jours que la malade passe à l'hôpital avant son opération, elle est levée toute la journée, descend au jardin et ne semble pas trop souffrir. L'urine est normale ; il n'y a jamais eu d'hématurie.

Diagnostic : Sarcome du rein gauche ; fibromes utérins.

Opération, le 21 juin. — Incision d'environ 25 centim. sur le bord externe du muscle droit de l'abdomen, comprenant toute l'épaisseur des parois. La tumeur est alors découverte et la main reconnaît son indépendance complète par rapport à l'utérus. Après incision du feuillet péritonéal postérieur, les doigts introduits sous chacune des lèvres de la plaie opèrent sans trop de peine la décortication de la tumeur. Une longue pince courbe saisit le pédicule qui est lié et sectionné. Après l'ablation de la tumeur, les deux lèvres de la plaie péritonéale postérieure sont réunies à celles de la plaie antérieure. Sutures superficielles et profondes des parois abdominales. Drainage antérieur. L'opération a duré 1 heure 1/4.

Suites opératoires. — 21 juin. Le soir, la malade est assez bien; elle ne souffre pas. T. 37°. Le cathétérisme ramène environ 60 grammes d'urine normale. A minuit, grandes douleurs; vomissements; quelques grammes d'urine. Piqûre de morphine.

Le 22. Mort à 8 heures du matin.

Autopsie. — La plaie a bon aspect; légères traces de péritonite.

Le rein du côté opposé paraît sain; il pèse 130 grammes.

Sur le fond de l'utérus se voit un gros fibrome sous-péritonéal, pesant 730 grammes. En avant de la colonne vertébrale existe une masse ganglionnaire, qui commence au-dessous du diaphragme et s'étend jusque dans le bassin. Du volume du poing, cette masse englobe complètement l'aorte et les vaisseaux iliaques; elle est molle, blanchâtre, cérébriforme. Les autres organes sont sains. La tumeur présente le volume d'une petite tête d'adulte; elle mesure 18 centimètres en longueur, 10 centimètres en largeur et 10 centimètres en épaisseur. Elle a une forme ovoïde à grosse extrémité dirigée en bas; sa forme rappelle assez bien celle d'un rein très hypertrophié. Elle est arrondie et n'a pas le bord tranchant. Sa surface extérieure est couverte de bosselures, les unes volumineuses, les autres petites. Sur sa face antérieure se voit une scissure, qui semble la diviser en deux parties, l'une inférieure, bien plus considérable, inégale, présentant une coloration grisâtre, l'autre supérieure, plus petite, ayant la coloration et l'aspect extérieur du rein. Du bord interne de cette partie supérieure partent les vaisseaux rénaux et l'uretère, se dirigeant en bas. La face postérieure de la tumeur est moins bosselée que la précédente; elle n'offre pas de scissure et a une coloration grisâtre dans toute son étendue. La tumeur paraît donc s'être développée à la partie inférieure du rein, refoulant en haut son extrémité supérieure. A la coupe la tumeur présente peu de résistance; un peu ferme par endroits elle est molle dans d'autres; en aucun point elle ne crie sous le scalpel. Cette coupe a une coloration grisâtre et ressemble à une masse encéphaloïde, on n'y voit ni tractus fibreux, ni loges, ni kystes. C'est un bloc informe donnant au raclage une grande quantité de suc laiteux. Elle ne paraît pas très vasculaire. A la partie supérieure de cette masse, se voit une substance ayant tous les caractères de la substance rénale, on y reconnaît la substance corticale et la substance médullaire, puis le bassinet dilaté. Toutes ces parties sont atrophiées et l'extrémité inférieure du rein est envahie par le néoplasme dans lequel elle disparaît.

Nous avons confié l'examen histologique de cette tumeur à notre collègue et ami Marfan. Voici la note qu'il nous a remise :

Les fragments ont été durcis par l'alcool et débités en coupes minces, que nous avons colorées avec le carmin d'alun et la safranine :

1° Dans les points où la dégénérescence est très accusée on constate une trame fibreuse épaisse délimitant des alvéoles très nets, remplis de cellules mal colorées et très difficiles à définir.

2° Dans les points où la tumeur est plus jeune, on trouve un tissu conjonctif beaucoup moins dense, beaucoup plus jeune, délimitant des loges allongées en forme de boyaux souvent anastomosés. Ces boyaux sont remplis de cellules épithéliales très bien colorées, assez petites, déformées par pression réciproque. Les cellules, qui longent les bords de ces boyaux, sont plus régulières et affectent une forme à peu près cubique, un peu aplatie cependant. Avec la safranine nous avons constaté quelques plaques équatoriales (division par karyokinèse).

Obs. 114. — *Tumeur maligne du rein droit. Néphrectomie. Mort.* — Labbé. Thèse Guillet. — La nommée X..., âgée de 28 ans, entre le 4 février 1887, à l'hôpital Beaujon, salle Ste-Clotilde, service de M. Labbé.

Antécédents héréditaires. — Mère bien portante. Père mort de la poitrine (?). 2 frères et une sœur actuellement en bonne santé.

Antécédents personnels. — N'a jamais été malade, a toujours beaucoup travaillé et a toujours été très vigoureuse. Menstruation régulière, jusqu'à il y a 7 mois. A eu 2 enfants, le 1er a 5 ans, le 2e a 2 ans. Ses couches ont été faciles ; pas de fausse couche.

Début. — Il y a 5 ans, après un premier accouchement la malade, étant encore au lit, s'aperçut de l'existence dans le flanc droit d'une tumeur du volume du poing, tumeur sur laquelle elle ne peut donner d'autres renseignements, car elle était insensible et ne causait aucune gêne. Depuis cette époque la tumeur n'a pas cessé de grossir pour arriver lentement et progressivement au volume qu'elle a aujourd'hui. Cette tumeur a toujours été indolente, ne gênant en rien la malade qui est domestique et qui a toujours pu se livrer à tous les travaux que nécessitent son état. Jamais il n'y a eu de trouble du côté des voies digestives, jamais non plus les mictions n'ont été douloureuses ; jamais d'hématurie.

Il y a cinq mois, la tumeur devint douloureuse au toucher ; ces douleurs s'accentuaient par la fatigue. La malade raconte que depuis cette époque, elle eut comme des crises, qu'elle compare à de violentes coliques, revenant tous les 5 ou 6 jours et l'obligeant à s'aliter. Une seule fois elle remarqua un changement dans ses urines, qui présentèrent une couleur noirâtre analogue au marc de café. Malgré cela pas d'amaigrissement.

État de la malade à son entrée. — La malade, qui semble de très bonne constitution, porte dans le flanc droit une tumeur très volumineuse. Cette dernière remplit tout l'hypochondre du même côté, empiète sur la ligne médiane et la dépasse au-dessus de l'ombilic de façon à simuler le petit lobe du foie hypertrophié. Elle descend à droite jusque dans la fosse iliaque. Elle est très douloureuse à la pression ; et cette sensibilité très grande nécessite pour une exploration complète que la malade soit anesthésiée au chloroforme. Ceci fait, on constate que la tumeur est d'une dureté ligneuse, irrégulière, arrondie supérieurement, présentant à sa partie inférieure un bord bien net sous lequel on peut glisser la main. Elle est mobile et se déplace facilement dans tous les sens, sans cependant pouvoir être portée à gauche de la ligne médiane. Elle est mate dans toute son étendue et supérieurement une ligne de sonorité la sépare du bord inférieur du foie. On ne trouve aucune anse intestinale au-devant d'elle, et en arrière la matité s'étend jusqu'à la masse sacro-lombaire.

Dans les inspirations la tumeur est immobile. Il n'y a pas de dilatation des veines superficielles. Le foie n'est pas augmenté de volume ; il est peut-être un peu refoulé ; son bord inférieur ne descend pas jusqu'aux fausses côtes. Rien ailleurs dans la cavité abdominale ; aucun chapelet ganglionnaire sensible. Rien du côté du rein gauche ; rien au cœur, ni aux poumons. Le membre inférieur droit est plus gros que le membre inférieur gauche ; il existe des varices des deux côtés, mais elles sont bien plus prononcées à droite. Le col de l'utérus est entr'ouvert, mou ; les culs-de-sac sont libres. Le col regarde du côté de la tumeur ; le corps de l'utérus est tout entier porté à gauche ; on peut lui imprimer des mouvements indépendants de ceux de la tumeur qui ne semble avoir aucune connexion avec cet organe. La malade paraît enceinte de 4 mois.

Diagnostic : Tumeur maligne du rein droit, probablement sarcome.

Opération, le 11 mars. — Incision sur la ligne médiane. Des anses intestinales, faisant saillie à travers la plaie, sont rejetées à gauche et la tumeur apparaît présentant de toutes parts des adhérences avec le péritoine. Avec les doigts les adhérences sont rompues et l'on parvient à circonscrire la tumeur qui, au premier abord, semble indépendante du rein. Mais l'on s'aperçoit que le rein, normal dans ses 2/3 inférieurs, fait corps avec la tumeur par son 1/3 supérieur. Dans un 1er temps on enlève la tumeur ; dans un 2e, le rein. Lavage du péritoine ; suture des parois abdominales ; pas de drainage. Glace en permanence sur le ventre.

Suites opératoires. — 12 mars. État général satisfaisant. T. 39° le matin. Pas de douleurs de ventre, pas de vomissement. Midi : Douleurs de ventre, douleurs expultrices ; le col de l'utérus se dilate ; lavement laudanisé qui fait cesser les douleurs. 6 heures : les douleurs reparaissent. Avortement à huit heures du soir : fœtus de 5 mois ; lavage avec la solution de sublimé 1/000 étendue d'eau. T. 39°. P. 150. Une 1/2 heure après, les douleurs reparaissent et durent toute la nuit. 13 mars. Ventre légèrement ballonné. Mort à 10 heures 1/2. Pas d'autopsie.

Examen de la tumeur. — La tumeur a le volume d'une tête d'adulte ; elle adhère par sa partie inférieure à l'extrémité supérieure du rein, qui se trouve appendu à elle. Elle est bosselée, irrégulière, arrondie et présente une coloration grisâtre. A la coupe elle est molle et a l'aspect d'un carcinome encéphaloïde. Elle se continue manifestement avec l'extrémité supérieure du rein qui est envahi par le néoplasme ; dans ses 2/3 inférieurs le rein est sain. L'examen microscopique n'a pas été fait.

Obs. 115. — *Cancer du rein gauche. Néphrectomie. Mort.* — Lucas-Championnière. Thèse Guillet. — M. X..., âgé de 40 ans, dit s'être toujours bien porté. Il n'accuse aucune maladie antérieure grave. Il y a 2 ans, il a commencé à remarquer quelque chose d'anormal dans le développement de son abdomen et a éprouvé une 1re hématurie. Au bout d'un an, son ventre avait notablement grossi et il alla consulter M. le professeur Guyon. Celui-ci reconnut un cancer du rein et déconseilla toute opération. Les hématuries se renouvelèrent assez fréquemment et l'abdomen prit des proportions considérables. Il fut alors amené par MM. les Drs Catric et Lancry à M. Lucas-Championnière, qui le vit pour la première fois le 23 novembre 1886. Le malade à ce moment se plaint peu de souffrir. Il accuse seulement de la pesanteur dans le ventre et ferait encore des marches, s'il ne craignait les hémorrhagies, que les mouvements augmentent. Il ne paraît pas avoir subi d'amaigrissement considérable ; toutefois il dit avoir été plus gras. Le volume du ventre est très notable ; la tumeur le remplit et fait saillie sur la ligne médiane.

A la palpation, on constate que cette tumeur est très dure et s'étend jusque dans l'hypochondre droit. Tout le côté gauche de l'abdomen est absolument plein. A la percussion, un peu de sonorité seulement à droite et fort peu en haut, au niveau de l'appendice xiphoïde. Sur la partie de la tumeur située en dehors et à gauche roule un cordon assez volumineux. L'accroissement de cette tumeur paraît avoir été rapide en dernier lieu. Le malade va régulièrement à la selle et, sauf le sang, rien n'a été constaté dans les urines (ni sucre, ni albumine). Le volume de la tumeur est devenu tel qu'il est manifeste que des accidents graves vont survenir ; si une opération est possible, elle constitue la seule ressource. Le patient comprend du reste toute la gravité de sa situation et réclame une opération. Elle est pratiquée par M. Lucas-Championnière assisté de MM. Terrier et Périer, le 1er décembre. Le chloroforme facile au début est interrompu au moment de la première incision ; la respiration devient très difficile. Puis elle se calme et l'opération est continuée. Longue incision de l'appendice xiphoïde au pubis et incision perpendiculaire à la première à gauche au niveau de l'ombilic, comprenant toute la largeur du droit antérieur et s'étendant jusqu'au flanc. La tumeur est recouverte du péritoine, sous lequel rampent de gros vaisseaux, que le seul contact de la main déchire et qui commencent à donner un écoulement de sang considérable sans qu'il soit possible de les pincer. Longue incision sur le péritoine et la capsule, la tumeur peut être énucléée, mais écoulement de sang énorme : la compression de l'aorte par M. Périer, application d'un lien de caoutchouc sur la base de la tumeur, excision d'une partie de la tumeur, énucléation de toute la partie inférieure ; hémostase par des pinces à pression. Formation d'une immense cavité d'énucléation, à la partie supérieure de laquelle reste d'abord la ligature élastique ; mais celle-ci glisse et détermine une hémorrhagie. Deux fils de soie enchevêtrés la remplacent et forment un véritable pédicule.

Les bords de la cavité sont suturés à la paroi abdominale et fixés dans la brèche latérale gauche de la paroi abdominale. La cavité est fermée en haut et en bas. Le côlon descendant se trouve en dehors de la poche ; la tumeur avait poussé en dedans de lui et le rejetait à gauche et en dehors. Gaze iodoformée ; masse de poudre d'iodoforme au centre ; 2 tubes à drainage, gaze iodoformée, gaze ordinaire et masse épaisse d'ouate de tourbe. Sutures. La perte de sang a été considérable à diverses reprises. L'opération a duré 1 heure 1/4. Environ 130 grammes de chloroforme ont été employés. Le malade est déprimé ; les mains sont un peu refroidies ; il se réveille avec de l'agitation. Mais cela dure peu. A 5 heures il n'accuse pas de souffrance ; il a déjà bu du champagne et du grog. Il a une transpiration abondante. A trois heures la température était de 37°,2. Le pouls est bon : 120 p. Le malade est réchauffé, il n'a pas encore pris de morphine. La tumeur est une masse encéphaloïde du volume d'une grosse tête d'adulte ; elle a été détachée en fragments multiples. Nulle part dans l'abdomen on n'a senti de ganglions. Les choses paraissent devoir très bien marcher jusqu'à 1 heure du matin. Le malade vomit alors à plusieurs reprises des matières noirâtres.

Le 2 décembre au matin, il est très fatigué par ses vomissements ; le pouls est petit, la température à 38°. Sous l'influence d'une injection de morphine, un peu de calme se fait sentir ; les vomissements cessent. Le malade a toute sa connaissance ; le pouls est très faible. A 4 heures du soir, il succombe brusquement dans une sorte de syncope. L'autopsie n'a pu être faite.

Obs. 116. — *Tumeur maligne du rein gauche. Tentative de néphrectomie ; ablation impossible. Mort le surlendemain.* — Ozenne. In thèse Guillet. — Le malade, âgé de 45 ans, n'a pas d'antécédents pathologiques, autres que quelques manifestations rhumatismales survenues à plusieurs reprises.

Dans le courant des années 1884 et 1885, il éprouve dans la région des reins quelques douleurs, dont le peu d'intensité et la courte durée font qu'il s'en préoccupe peu. Mais, au commencement de 1886, à la suite d'une journée de marche et d'un coup dans l'hypochondre gauche, une hématurie assez abondante paraît et se répète plusieurs fois en quelques semaines ; chaque hémorrhagie est précédée de vives douleurs qui se calment lorsque l'épanchement sanguin a eu lieu. La forme allongée des caillots indique leur origine rénale, et à cette époque, M. le professeur Guyon reconnaît l'existence d'un néoplasme du rein gauche. Après quelques temps d'accalmie et un séjour sur le bord de la Manche de 2 mois, durant lesquels les phénomènes locaux ne semblent pas s'être accentués, le malade revient à Paris et dans le courant de novembre, une nouvelle hématurie apparaît avec son cortège de douleurs.

Vers la fin de décembre, nous le voyons pour la première fois : outre de violentes douleurs gastralgiques, nous constatons que le néoplasme du rein est un peu douloureux à la palpation. La tumeur, bien que paraissant offrir le volume de la tête d'un enfant de 10 ans, semble assez mobile et le ballottement est très perceptible. Sa forme est irrégulière et inégale. La peau de la région correspondante est sillonnée de veines très visibles ; du même côté, existe un varicocèle symptomatique très net ; le retentissement du néoplasme sur l'état géneral est manifeste.

M. Guyon revoit le malade à ce moment, et, estimant qu'une intervention chirurgicale serait inutile et même nuisible, prescrit un régime tonique et l'emploi de la révulsion ignée. En janvier et février la tumeur augmente de volume, elle saillit davantage en avant sous forme de mamelon dur; chaque jour l'affaissement fait des progrès et une phlegmatia alba dolens légère envahit les membres inférieurs, en même temps que s'établissent définitivement, pour ne plus disparaître, de vives douleurs au niveau des vertèbres lombaires, qui cependant ne paraissent pas altérées. Quelques jours plus tard, à la suite d'une consultation isolée de deux chirurgiens favorables à l'opération, l'ablation de la tumeur est décidée.

Le 27 mars, chloroformisation; incision de la paroi abdominale près du bord externe du muscle droit ; écoulement de sang assez abondant. La face antérieure de la tumeur mise à nu, on constate ses nombreuses adhérences et ses limites profondes ne peuvent être déterminées. Toute la périphérie de la tumeur est extrêmement vasculaire et une incision ayant été faite en avant sur la capsule, une hémorrhagie nécessite l'emploi du thermocautère. L'ablation étant reconnue impraticable, on suture les lèvres abdominales. Mort le 29 dans la matinée. Pas d'autopsie.

OBS. 117. — *Tumeur maligne du rein gauche. Marche des hématuries.* — JAMIN. Th. GUILLET. — Sans antécédents pathologiques, héréditaires ou personnels, dignes d'être signalés, M. X... avait 80 ans en 1879, lorsqu'au mois de juillet de cette année il fut fort étonné en s'apercevant un jour par hasard que son urine contenait du sang ; cette première hématurie peu abondante dura cependant 4 jours et ne s'accompagna d'aucune douleur. Pendant 4 à 5 mois le sang ne reparut plus dans l'urine, malgré des exercices violents (chasse, équitation, etc.). A la fin de décembre 1879, deuxième apparition du sang dans l'urine et jusqu'à la fin d'avril de petites hématuries se montrèrent régulièrement deux ou trois fois par semaine. Vers le mois de mars 1880, première constatation d'un varicocèle à gauche avec sensation d'endolorissement dans la moitié gauche de l'abdomen pendant la station debout.

En mai et en juin 1880, l'hématurie qui avait un peu diminué sous l'influence d'un repos prolongé, s'aggrave notablement : elle devient plus abondante et pour ainsi dire continue. A plusieurs reprises il se forme dans la vessie de nombreux et volumineux caillots qui amènent des rétentions passagères et ne permettent guère que la miction dans le décubitus dorsal.

Au commencement d'août, voyant moins de sang dans son urine depuis 3 à 4 semaines, le malade part pour le bord de la mer; 8 jours après son arrivée, l'hématurie reparaît plus intense et l'endolorissement dans le flanc gauche s'accentue. Ces phénomènes augmentent très notamment pendant une dizaine de jours : urines constamment et fortement sanglantes, caillots énormes, douleurs extrêmement vives dans le côté gauche, qui provoquent des vomissements.

- De retour à Paris, M. X... constate une certaine amélioration en s'astreignant au repos le plus absolu, en ce sens que chaque hématurie est séparée par des intervalles de 3, 4 ou 5 jours ; mais chaque fois elle fournit des caillots abondants qui ne sont parfois expulsés qu'au bout de 48 heures. Généralement chaque crise hématurique durait en moyenne 24 heures.

En novembre 1880, M. X... fait une fièvre typhoïde avec rechute grave ; il fut traité à cette époque par M. le professeur Bouchard. Pendant toute la durée de cette maladie, c'est-à-dire pendant 2 mois 1/2 environ, l'urine ne fut pas une seule fois colorée par le sang. Mais de janvier 1881 au 12 février, l'hématurie ne cessa pas un jour, pas une heure, pour ainsi dire, puis brusquement elle disparut pour plusieurs semaines. Jusque-là la santé générale n'avait pas paru altérée ; le sommeil et l'appétit étaient conservés et le malade avait pu se rétablir convenablement de sa fièvre typhoïde.

C'est le 1er mars 1883 seulement que le professeur Guyon, qui avait cependant à plusieurs reprises examiné le malade à ce point de vue, constata pour la première fois l'existence d'une tumeur du rein gauche. Pour trouver cette tumeur moyennement volumineuse et bosselée, il fallait glisser la main dans l'hypochondre sous les côtes, pour ainsi dire, ou mettre le malade sur le côté droit. Le toucher rectal et le palper hypogastrique continuaient d'ailleurs à être complètement négatifs.

Pendant le reste de l'année 1881 et pendant toute l'année 1882, les hématuries se reproduisirent à intervalles très variables ; tantôt l'urine restait claire pendant plusieurs semaines de suite, mais alors elle contenait en suspension des nuages plus ou moins denses ; tantôt au contraire quelques jours seulement séparaient deux crises hématuriques. Celles-ci cessèrent même définitivement et pour ne plus reparaître jusqu'à la terminaison fatale, à partir du mois d'avril 1883, époque à laquelle M. le professeur Guyon confia le malade aux soins du Dr Jamin.

Mais depuis l'état général s'aggrava de plus en plus à mesure que la tumeur augmenta de volume. L'amaigrissement du sujet faisait des progrès rapides, les digestions étaient mauvaises et le dégoût des aliments insurmontable. Le malade, essoufflé au bout de quelques pas, avait presque cessé ses fonctions d'officier ministériel et il dépérissait littéralement à vue d'œil, bien que ne rendant plus de sang dans son urine. Celle-ci néanmoins présentait à l'examen micrographique une quantité assez considérable de globules sanguins et l'analyse chimique y révélait la présence d'une très notable proportion d'albumine ; l'œdème des jambes était des plus manifestes.

A la fin de l'année 1884, la tumeur avait à peu près le volume d'une tête d'adulte : elle remplissait toute la moitié gauche de la cavité abdominale, formant un relief très appréciable même à la vue jusqu'au-dessus de l'arcade crurale. C'est alors que le malade, qui autrefois avait rejeté bien loin toute proposition d'intervention chirurgicale, voulut se faire opérer. Épuisé et presque mourant, il se fit transporter à Heidelberg à la clinique du Dr Czerny, qui était venu l'examiner à Paris et avait déclaré qu'on pouvait tenter l'ablation de la tumeur. Nous n'avons pas eu de détails sur l'opération qui eut lieu en Allemagne le 15 février 1885. Toujours est-il que M. X... succomba quelques jours plus tard (22 février) au milieu de symptômes d'hémorrhagie interne.

Obs. 118. — *Ancien rétrécissement de l'urèthre; hypertrophie de la prostate; cystite, urétéro-pyélite ascendante double. Tumeur du rein gauche, prise pour un carcinome du rein.* — Thèse Guillet. — G..., François, âgé de 62 ans, peintre en bâtiments, entre le 31 mars 1887, salle St-Vincent, n° 6, hôpital Necker.

Antécédents héréditaires. — Père mort à 40 ans (?). Mère morte d'hémorrhagie cérébrale (?) vers 45 ans. 10 frères et sœurs, tous morts. 8 enfants, dont 3 morts en bas âge et les autres bien portants.

Antécédents personnels. — N'a jamais été malade. Blennorrhagie à l'âge de 20 ans. Pas d'accidents saturnins. Il y a un an environ le malade commença à ressentir quelques petites douleurs dans les reins ; ces douleurs étaient spontanées ; elles survenaient aussi bien dans la journée que dans la nuit, aussi bien au moment du travail, qu'au repos. Elles étaient passagères et d'abord très légères et siégeaient également des deux côtés de la région lombaire. A ce moment les mictions étaient normales et les urines claires et limpides. Bientôt ces douleurs devinrent plus fortes et plus fréquentes. A ce premier symptôme ne tarda pas à se joindre un second signe ; quelques mois plus tard, au mois de juin, survinrent des hématuries. Celles-ci présentèrent les caractères suivants : elles étaient précédées pendant quelque temps par l'apparition de vives douleurs au niveau des reins ; aussi le malade était-il toujours averti de ces hématuries par ces douleurs. Celles-ci restaient localisées au niveau des reins ; elles ne s'irradiaient pas le long des uretères du côté des testicules. Ces hémorrhagies survenaient spontanément, aussi bien le matin après le repos de la nuit, que le soir et dans la journée. Elles disparaissaient de même.

Au début, la quantité de sang contenue dans les urines était peu abondante, les urines étaient légèrement teintées et avaient l'apparence d'eau rougie ; plus tard elles contenaient une quantité de sang bien plus considérable ; le malade croyait rendre du sang pur. Elles renfermaient alors de petits débris ressemblant à de petits morceaux de viande hachée et un grand nombre de caillots sanguins qui, pour la plupart, avait une forme allongée et l'aspect de sangsues. Ces hématuries duraient un certain nombre de jours (7 à 8), puis disparaissaient. L'urine redevenait alors claire et limpide pendant un intervalle assez long, variant de 15 jours à 3 semaines. C'est ainsi que, pendant un mois environ avant son entrée à l'hôpital, le malade a pu se croire totalement guéri. Du reste il semble que depuis quelques mois ces hémorrhagies soient moins fréquentes et moins abondantes qu'elles l'ont été. Ces hématuries ont déjà nécessité l'entrée du malade à l'hôpital Necker au mois de juin 1886. Mais, à cette époque, il semble qu'on n'ait pas reconnu l'existence d'une tumeur du rein.

Il rentre de nouveau à l'hôpital le 31 mars 1887 pour les accidents suivants : Il a été pris la veille d'une violente hématurie, et, depuis ce moment, il a beaucoup de peine à uriner ; il croit que ce sont des caillots engagés dans la vessie, qui empêchent l'urine de s'écouler ; car, à plusieurs reprises déjà, il a eu des accidents semblables, qui ont cédé à l'ingestion de tisane et à l'expulsion au dehors de caillots.

Nous l'examinons et nous constatons que la prostate n'est point volumineuse et que la vessie est distendue et remonte jusqu'à l'ombilic. L'explorateur à boule olivaire nous apprend que le canal est dur et qu'il présente plusieurs rétrécissements dans sa partie antérieure ; il est impossible de franchir la portion membraneuse, qui est le siège d'un spasme très serré. Les sondes en gomme ne peuvent être introduites ; une sonde métallique réussit à vaincre le spasme et à pénétrer dans la vessie, qui est vidée progressivement et suivant les règles de l'antisepsie. Le malade est très soulagé ; quelques caillots informes ont été évacués.

1er avril. Émission d'une petite quantité d'urine sanguinolente ; mais la miction est difficile et la vessie reste distendue. Le malade est pâle, un peu jaune ; il est très amaigri. Cet amaigrissement est survenu depuis quelques mois. L'examen de l'abdomen n'offre tout d'abord rien d'appréciable ; le ventre est sonore dans toute son étendue ; il est souple à peu près partout ; cependant au niveau de l'hypochondre gauche il existe un peu de résistance au doigt. La recherche du ballonnement rénal permet de constater la présence d'une tumeur à grand diamètre transversal, s'étendant de la région lombaire gauche à 8 travers de doigt environ de l'ombilic, débordant les fausses côtes gauches de 4 travers de doigt. Cette tumeur paraît lisse, unie, ferme et résistante. Elle se déplace assez facilement dans le sens transversal. A sa surface le doigt sent les gargouillements de l'intestin. Elle n'est point douloureuse. Le malade ne s'en est jamais aperçu ; quand on le fait coucher sur le côté droit, on saisit très nettement entre les 2 mains cette tumeur qui semble présenter le volume du poing. Rien dans la région rénale droite. Léger varicocèle du côté gauche ; rien dans les autres viscères ; arythmie cardiaque.

Le 2. La miction étant devenue impossible, M. Guyon décida de faire l'évacuation des caillots contenus dans la vessie ; mais le canal est mauvais et présente un spasme très serré au niveau de la région membraneuse. Aussi pratique-t-il au préalable l'uréthrotomie interne ; mais, comme la bougie conductrice de l'uréthrotome ne passe pas, il se sert de la tige cannelée boutonnée, qu'il introduit directement et sur laquelle il fait glisser le couteau de Maisonneuve. Une sonde est ensuite introduite ; mais l'évacuation des caillots ne se fait pas, même avec l'aspiration pratiquée à l'aide d'une seringue. Aussi M. Guyon introduit-il la grosse sonde évacuatrice de la lithotritie, qui permet l'évacuation. Cette sonde est retirée et remplacée par une sonde à demeure. T. 38°,2 le matin et 39°,8 le soir.

Le 3. Température normale, le malade urine bien. Lavages boriqués répétés ; très peu de sang dans l'urine ; peu de caillots.

Le 4. Accès de fièvre dû au déplacement de la sonde ; la réintégration de celle-ci fait disparaître la fièvre.

Le 5. Les urines, qui jusqu'alors avaient été sanguinolentes, cessent de l'être. Il est impossible d'en faire une analyse exacte, car on fait tous les jours des injections intra-vésicales d'acide borique. Les urines laissent déposer un peu de pus. La fièvre remonte à 39°,2.

Les jours suivants, mêmes oscillations vespérales avec température normale le matin.

Le 11. M. le Dr Bazy, qui remplace M. Guyon, fait retirer la sonde à demeure ; toujours mêmes oscillations de température.

Le 13. Le malade souffre beaucoup en urinant et rend une grande quantité de pus. L'état général devient mauvais; langue sèche, subdélirium le soir. Constipation. Anorexie absolue. Amaigrissement. Même état les jours suivants.

Le 18. M. Bazy fait faire de nouveaux lavages boriqués. La vessie contient une quantité énorme de pus épais, horriblement fétide. Pas de douleur du côté des reins même à la palpation. Douleur vive de la vessie par le toucher rectal. Mictions toujours pénibles.

Le 20. Cachexie. Subdélirium. Parotidite.

Le 21. Mort.

AUTOPSIE. — *Rein gauche.* M. Guyon répète sur le cadavre la néphrectomie d'après le procédé de M. Terrier, une incision est faite sur le bord externe du muscle grand droit et occupe toute l'épaisseur des parois. La masse intestinale est repoussée à droite, ce qui permet de voir les rapports du rein, le côlon descendant passe au-devant de lui, il est rejeté à droite ; le feuillet postérieur du péritoine recouvre la tumeur qui est bleuâtre et molle ; ce feuillet est facilement décollé avec le doigt, si ce n'est en haut où le rein a contracté des adhérences assez solides avec le diaphragme ; l'uretère et les vaisseaux sont liés, le rein enlevé et le bord des deux feuillets péritonéaux antérieur et postérieur suturés l'un à l'autre, de sorte qu'il n'existe plus qu'une vaste cavité extra-péritonéale. La néphrectomie eut donc pu se faire aisément.

En somme, le rein gauche occupe sa place normale qu'il déborde de tous côtés ; en bas il descend à environ 4 travers de doigt des fausses côtes ; en haut il remonte très haut dans l'hypochondre, refoulant le diaphragme. Il a conservé à peu près sa forme ; mais il est très hypertrophié, il a le volume d'une grosse tête de fœtus à terme. Il présente une coloration bleuâtre et est recouvert de petites bosselures arrondies ; sa consistance est molle. Son enveloppe est mince par endroits, et une faible traction suffit à la déchirer ; l'on voit sourdre par l'ouverture, une substance molle, jaunâtre, diffluente.

La coupe de la tumeur rappelle au premier abord celle d'un encéphaloïde ramolli ; il s'échappe une substance diffluente, blanchâtre, renfermant des grumeaux rougeâtres un peu plus fermes, ayant le volume d'une petite noix. Ces masses n'adhèrent en aucun point à la capsule d'enveloppe du rein, dont elles se laissent séparer par la pression d'un faible filet d'eau. Quand on étudie ces masses, l'on voit qu'elles se ressemblent toutes : substance molle, se laissant écraser sous la pression du doigt, ne contenant point de tissu organisé ; on dirait des caillots sanguins fibrineux, de date ancienne.

L'expulsion de ces masses nous permet d'étudier l'enveloppe des reins. Celle-ci par sa face externe adhère à une atmosphère cellulo-graisseuse abondante, mais non enflammée ; elle présente des bosselures, dont nous avons parlé, mais qui se sont affaissées par suite de l'expulsion du contenu. On y voit l'abouchement de l'uretère et des vaisseaux. L'uretère est dilaté très notablement, il est épaissi et sa muqueuse présente une coloration rougeâtre ; le bassinet, lui aussi, est dilaté. L'artère rénale paraît hypertrophiée ; les veines ne contiennent pas de caillots. Vue par sa face interne l'enveloppe du rein envoie des cloisons qui s'anastomosent les unes avec les autres et forment autant de loges distinctes. Dans chacune de ces loges était primitivement renfermée une des masses, que nous avons signalées plus haut. On compte une quinzaine de ces loges ; à la partie supérieure de la tumeur, il en existe une plus grande et plus superficielle que les autres formant un véritable diverticulum ; elle a été perforée par la décortication. L'enveloppe et ses cloisons sont constituées par une substance blanche fibreuse ; on n'y voit nulle part de substance rénale. Mince par endroits, elle présente en d'autres points une épaisseur de plus d'un centimètre ; elle est homogène. Sur la coupe de cette enveloppe se voient 3 ou 4 orifices artériels dilatés et béants.

Rein droit. — Aspect et volume normaux. La capsule se décortique facilement, pas de granulations à sa surface. A la coupe les 2 substances sont parfaitement reconnaissables ; mais les tissus présentent une coloration jaunâtre ou verdâtre, qui rappelle soit la dégénérescence graisseuse, soit l'infiltration purulente. Le bassinet est dilaté, ainsi que l'uretère qui est aussi épaissi et dont la muqueuse offre un piqueté rouge. Ces lésions sont moins accusées à droite qu'à gauche. Il n'existe point de ganglions au niveau du hile du rein ni le long de la colonne vertébrale.

Vessie. — Cystite ; la muqueuse est très épaissie ainsi que la tunique musculeuse. Au niveau de l'abouchement de l'uretère gauche se voit un petit papillome du volume d'une grosse tête d'épingle et pédiculé.

Prostate, hypertrophiée. — Cette hypertrophie porte surtout sur le lobe moyen qui vient faire une saillie sous la muqueuse vésicale.

Urèthre. — Il offre les vestiges d'anciens rétrécissements ; dans sa portion membraneuse il existe une vaste perforation du volume de l'index, le faisant communiquer avec une poche énorme, située entre la vessie et le rectum. Cette poche est formée en avant par la face postérieure de la vessie, en arrière par le rectum, de chaque côté par les parois du petit bassin, en haut par le péritoine décollé et refoulé ; elle contient une grande quantité de pus. Autres viscères sains.

Examen microscopique de la tumeur rénale, par le Dr Marfan. — On nous a remis : 1° Un rein creusé d'alvéoles remplis d'une substance pulpeuse. Nous avons examiné successivement la pulpe et la paroi des alvéoles. La pulpe est exclusivement constituée de globules blancs, dont le noyau a en partie disparu, et qui se colorent très faiblement. Ce sont des leucocytes morts et cette pulpe est vraisemblablement du pus concrété. La paroi des alvéoles est essentiellement composée de tissu fibreux adulte : on y voit la trace de quelques glomérules de Malpighi, qui ont subi la transformation fibreuse. Enfin on trouve çà et là entre deux faisceaux une traînée de cellules rondes.

2° Un rein gros et blanchâtre. A la coupe rien de spécial ; au microscope, néphrite interstitielle suraiguë caractérisée par une infiltration considérable de globules blancs dans les espaces conjonctifs. Etat trouble très marqué de l'épithélium des tubes contournés. Pas de transformation vasculaire appréciable. Vaisseaux très dilatés. Il s'agit là probablement d'un début de suppuration diffuse.

RÉFLEXIONS. — D'après les lésions macroscopiques et l'examen microscopique des organes il n'est pas douteux que nous ayons eu affaire à une double urétéro-pyélite ascendante avec abcès du rein gauche consécutive à un rétrécissement ancien de l'urèthre.

Mais l'on comprend que l'erreur de diagnostic ait été faite ; ces hématuries répétées, survenant chez un homme émacié et avancé en âge, et s'accompagnant d'une tumeur assez volumineuse du rein gauche, devaient faire songer au carcinome. Peut-être eût-elle été évitée, si l'on avait eu des renseignements précis sur le début de la maladie, si le malade avait reconnu qu'il avait rendu du pus auparavant ; mais il était très affirmatif à cet égard et prétendait que ses urines avaient toujours été transparentes avant les hématuries.

Plus tard dans les dernières périodes, le diagnostic de tumeur maligne était plus difficile à soutenir ; la fièvre à exacerbation vespérale, les frissons, la quantité énorme du pus contenu dans les urines devaient tendre à faire porter le diagnostic d'urétéro-pyélite.

OBS. 119. — *Hématuries. Tuberculose de l'appareil urinaire au début. Difficultés du diagnostic.* In thèse GUILLET. — C...., sculpteur, âgé de 32 ans, vient à la consultation de l'hôpital Necker le 21 septembre 1887. Ses antécédents héréditaires sont bons. Fièvre muqueuse à 19 ans, blennorrhagie il y a 7 ans sans complication.

Il y a 2 ans, première hématurie très légère survenue sans cause, sans douleur rénale. Cette hématurie fut absolument passagère ; l'urine redevint claire à la miction suivante.

Un an après, deuxième hématurie ayant les mêmes caractères. Depuis cette époque, deux ou trois hématuries légères. Il y a un mois, nouvelle hématurie survenue le matin au lever du malade ; pas de douleur rénale. Urines très colorées ; pas de caillots. Cette hématurie dura un jour seulement. Il y a dix jours, nouvelle hématurie plus abondante encore, qui persiste depuis lors avec des alternatives de mictions normales. Pas de gravelle. Pas d'amaigrissement. Examen absolument négatif. Le malade revient à la consultation un mois plus tard. M. Guyon constate une petite bosselure sur l'épididyme droit et une légère induration de la prostate et de la vésicule séminale droite. Il porte le diagnostic de tuberculose de l'appareil urinaire.

Ons. 120. — *Hématuries. Tuberculose de l'appareil urinaire au début. Difficultés du diagnostic.* — Thèse Guillet. — M..., cantonnier, âgé de 53 ans, vient à la consultation de l'hôpital Necker le 25 juillet 1887.

Antécédents héréditaires et personnels bons : père mort à 52 ans à la suite d'une diarrhée, ayant duré 4 à 5 jours ; mère morte à 60 ans (?) ; frères et sœur en bonne santé. Pas d'enfants. Bonne santé antérieure ; dysenterie à l'âge de 21 ars.

Il y a 4 mois, 1re hématurie, spontanée, sans douleur de rein. Urine très chargée de sang, pas de caillots. Dans la journée mictions normales, mais vers le soir nouvelles hématuries qui s'accentuent encore pendant la nuit et deviennent très abondantes. Ces accidents durent en tout une journée.

Intervalle de 2 mois, pendant lesquels existe une bonne santé absolue. Puis, il y a 6 semaines, 2e hématurie abondante, spontanée, avec caillots informes sans douleur rénale. Durée, 2 jours. A cette époque le malade est venu à la consultation à l'hôpital Necker, où on ordonna des bains et des ventouses sur les reins.

24 juillet 1887. Nouvelle hématurie, spontanée, qui persiste et détermine le malade à venir consulter. Nous le voyons pour la première fois le 25 juillet. Bon état général ; pas d'amaigrissement, bon appétit. Rien d'appréciable ni du côté des reins, ni du côté de la vessie. L'examen des reins est rendu difficile par un vice de conformation qui fait que les dernières côtes touchent presque la crête iliaque, il en résulte que les doigts s'introduisent difficilement dans l'espace costo-iliaque. Les reins ne semblent ni douloureux, ni augmentés de volume. De même la vessie n'est ni douloureuse, ni épaissie ; elle ne paraît pas saigner sous l'influence des lavages. Pas de varicocèle. Rien à la prostate, ni aux vésicules séminales. Les urines sont fortement teintées de sang ; elles contiennent des petits caillots, ayant le volume de grains de riz et arrondis. Ventouses sur les reins ; toniques. Le malade entre à la salle St-Vincent, où il reste une quinzaine de jours ; pendant ce séjour, les urines redeviennent normales ; un examen répété n'apprend rien de nouveau.

Il revient à la consultation le 29 septembre ; il raconte que depuis sa sortie de l'hôpital il a des envies fréquentes d'uriner (toutes les 2 heures dans le jour et toutes les heures dans la nuit). A la fin de la miction il éprouve une sensation de picotement à l'extrémité de la verge ; il n'a jamais rendu de gravier, mais les dernières gouttes d'urine contiennent du pus.

Dans la nuit, il vient d'avoir une nouvelle hématurie, survenue spontanément sans douleur rénale ; il a uriné 4 fois consécutivement du sang en assez grande abondance ; mais les urines sont promptement revenues normales. Il a beaucoup maigri, l'appétit a diminué. Toux fréquente. Un examen attentif permet de reconnaître une petite induration épididymaire ; et un petit noyau très net sur le bord externe de la vésicule séminale droite. Rien aux poumons.

Diagnostic : Tuberculose de l'appareil génito-urinaire. 18 octobre, M. Guyon voit le malade et confirme notre diagnostic.

INDEX BIBLIOGRAPHIQUE

Adams. — *Med. Times*, 2 décembre 1882.

Albarran. — *Bul. Soc. anat.*, février 1890.

Albert. — *Deutsch. med. Woch.*, 1885, n° 25.

Allsberg. — *Deutsch. med. Woch.*, 1886, 6 octobre et *Sem. médic.*, 1886, 26 octobre.

Anderson. — *Glascow med. Journ.*, 1888, XXIX, 10 à 16.

Annandale. — *Edinburg med. Journal*, 1869.

Annandale. — *Edinburg med. Journal*, 1875.

Augagneur. — *Tumeurs du mésentère.* Thèse agrég., 1886, Paris.

Austin (C. K.) — *Sur le diagnostic précoce des néoplasmes de la vessie et du rein au moyen du mégaloscope.* Thèse Paris, 1890.

Bardenheuer. — *Berlin. klin. Woch.*, 1887.

Bardenheuer. — Incisions exploratrices extrapéritonéales. *Deutsch. med. Woch.*, 31 mars 1887.

Barker. — *Lancet*, 1880, vol. I, p. 402.

Beave. — Nephrect. for morbid growths. Med. Soc. of Pensylv., in *N. Y. med. Rec.*, p. 676, juin 1888.

Belfield. — Digital Exploration of the Kidney, etc., in *New-York med. Record.*, 14 mai 1887.

Berg (J.). — *Hygiea.* Stockholm, 1887, XLIX, 234-246.

Bergmann. — *Berlin. klin. Woehen.*, 1885 et 1886, 16 décembre.

Bleok (C. Fr. P.). — *Beiträge zur Casuistik der Nierengeschwülste.* Marburg, 1886. R. Friedreich, 25, p. 8°.

Billroth. — *Wiener. med. Woch.*, 1884, n° 25.

Bœckel (E.) — *Gaz. med. Strasbourg*, 1868, XLVII, 42, et *Rev. Hayem*, 1880.

Bœckel (J.). — *Essai sur les kystes hydat. du rein au point de vue chirurgical.* Paris, 1888.

Boisseau du Rocher. — Mégaloscopie. In *Ann. des mal. des org. génito-urin.*, février 1890.

Bokai. — *Orvosi hétilap.*, n° 7, 1888.

Bott (L.). — *Ueber das quergestreifte Muskelsarcom der Niere.* Geissen, 1887.

Bouilly — In thèse Eug. Guillet, 1888, Paris.

Braun. — *Deutsch. med. Woch.*, 1881, n°s 31-32-33.

Brault. — *Sem. méd.*, 17 juin 1891.

Broca (A.). — De la palpation du rein. *Ann. mal. org. génito-urin.*, 1889, n° 8, et *Gaz. hebd. méd. et chir.*, 1889, p. 88.

Broca (A.). — Cystoscopie. *Ann. mal. org. gén.-urin.*, 1889, p. 166.

Brodeur (A.). — *Intervention chirurgicale dans les affections du rein.* Thèse Paris, 1886.

Brokaw (A.-V.-L.) — Extirpation of the kidney for an enormous myxosarcoma in a child aged three years and eight months. In *Med. News Philad.*, 1891, LVIII, p. 313.

Bruns. — *Wiener med. Woch.*, 1872.

Bryant. — Valeur de l'incision lombaire. Med. Soc. of London. In *Brit. med. Journ.*, 1885.

Butler. — *Lancet*, 1890, vol. I, p. 79.

Byford. — *Times and Gazette*, 1880., t. II.

Mac Cormac (Sir W.). — Epithelioma of Kidney associated with calculus *Brit. med. Journ.*, 1888, I, 533.

M' Casey (J.-H.). — Sarcoma of Kidney, deat, autopsy. In *Kansas City med. rec.*, 1890, VII, 1887.

Chadwick. — *Boston med. and surg. Journal*, oct. 1884.

Championnière (Lucas) — *Congrès franç. de Chirurgie.* Paris, 1886.

Championnière (Lucas) — In Thèse Eug. GUILLET, 1888.

Clado. — *Bulletin médical*, 27 juillet 1887.

Bruce Clarke. — *Soc. med. Lond.*, 14 mars 1887.

Clementi. — *Riforma med.* Napoli, 1889, V, 650.

Clementi. — 6e Réunion de la Soc. italienne de chirurgie. Bologne, avril 1889. In *Rev. Chir.*, Paris, 1889, p. 181.

Congrès français de Chirurgie, 1886, passim.

Croft. — *Lancet*, 1885, t. I, p. 936.

Cullingworth. (C. J.). — *Removal of sarcoma of the Kidney.* Manchester, 1886.

Czerny. — *Centralb. fur Chir.*, 1879, 8 nov.

Czerny. — *Transact of. Chir. internat. Congress.* 1881., t. IV.

Czerny. — *Deutsch. med. Woch.*, 1881, n° 32.

Czerny. — *Arch. f. Kinderh.* Stuttgart, 1889-1890, XI, p. 247-250, et in *Ann. mal. org. génito-urin.*, juin 1890.

Czerny. — *Langenbeck's Archiv.*, t. XXV.

Dandois. — *Bull. Ac. méd. de Belgique*, 1885, p. 839.

Demons. — *Bull. Soc. Chir.* Paris, 1886.

Desnos (E.). — De la néphrotomie et de la néphrectomie. *Gaz. méd.* Paris, 1887.

Dickinson. — *On urinary and renal diseases.* Londres, 1885.

Dohrn. — *Centralb. f. Gynäk.* Leips., 1890, XIV, 273-275.

Dubreuil. — *Gaz. heb. Sc. méd.* Montpellier, 1886, VIII, 529-531.

Dumont (Auguste). — *Des tumeurs malignes du rein chez l'enfant.* Th. Paris, 1889.

Dumoret. — *Bul. Soc. an.*, 18 janvier 1889.

Dunning. — *Indiana M. J.* Indianop. 1887-1888, VI, 25-27.

Ebstein. — *Deuts. Arch. f. klin. Med.* Leipsig, 1881, t. XXX.

Esmarch. — *Centralb. f. Chir.*, 1882, p. 72.

Fenger. — *Journ. Am. med Ass.* Chicago, 1889, XII, 903-905.

Fenwick. — *Tr. Path. Soc. Lond.*, 1887, XXXVIII, 166.

Fergusson. — *Tr. New-York med.*, ass. 1886.

Fischer. — *Deut. Zeitsch. f. Chir.* Leipsig, 1889, XXIX, 590-605.

Fraenkel. — *Deuts. med. Wochensch.* Leipsig, 1888, XIV, 985.

Von Fritsch. — *Soc. Imp. Roy. des méd. de Vienne*, 1888, 23 mars (in *Sem. med.*).

Gardner. — *Canada med. rec.* Montréal, 1886-1887, XV, p. 228.

Glénard. — Palpation néphroleptique. *Province méd.*, 23 avril et 7 mai 1887.

Godlee. — *Lancet*, 1884, 1er novembre, p. 778.

Godlee. — *Roy. med. and surg. Soc.*, 22 mars 1887.

Goodhart. — Utilité de l'incision exploratrice. *Trans. of the Clin. Soc.*, 1882, vol. XV.

Gould. — *Lancet*, 1888, II, 518.

Grégory. — *Pittsburgh M. Rev.*, 1888, II, 247-250.

Gross. — *Philad. med. News*, 1888, juin.

Gross. — Indicat. et contre-indic. de la néphrectomie. *Americ. Journ. of med. sc.*, juillet 1885, p. 79, et *Gaz. hebd.*, 1886, p. 129.

Grove. — *Progress.* Louisville, 1889-90, III, 438.

Grünfeld. — Cystoscopy in general, *Med. press.*, 1889, p. 670.

Grünfeld. — Ueber Cystoskopie in Allgemeinen und ueber Blasentumoren. In *Wiener klin. Woch.*, II, 21, 423.

Guillet (E.). — *Des tumeurs malignes du rein.* Thèse Paris, 1888.

Guyon (F.). — *Maladie des voies urinaires*, 1885. Paris.

Guyon. — *Affections chirurgicales, de la vessie.* Paris, 1888.

Guyon. — Sémélologie et examen clinique des tumeurs du rein. *Ann. génito-urin.*, 1888, 641-656.

Guyon. — Examen chirurgical du rein. *Bull. méd.*, 1889, 291, 307.

Guyon. — Traitement de l'hématurie, *Ann. génito-urin.*, 1889, janvier.

Guyon. — Diagnostic précoce des tumeurs malignes du rein. In *Ann. génito-urin.*, juin 1890.

Guyon. — *Journ. de Lucas-Championnière*, nos 6 et 8, 1891.

Halsted. — In Thèse E. GUILLET, 1888.

Hamburger. — *Arch. f. path. an.* Berlin, 1888, 422.

Heath. — *Brit. med. J.*, 1882.

Hebb (R. G.). — *Tr. Path. Soc. London*, 1888-89, XL, 296.

Heidenreich. — Des incisions permettant d'aborder le rein. *Sem. méd.*, 1887, Paris, VII, 89.

Heitzmann. — *Med. monatsch.* N. Y., 1890, II, 121, 180.

Herczel. — *Wien. med. Presse*, 1889, no 42, et *Ann. génit.-urin.* nov. 1889, Paris.

Hicguet. — *Bull. Ac. méd. de Belgique*, 1882, p. 41.

Hoffmann. — *N. Y. med. Presse*, 1888, VI, 7 à 9, et *Maryland M. J.* Balt., 1888-9, XX, 263-265.

Homans. — *Boston med. journ.*, 1888.

Homans. — *Med. News Philad.*, 1889, LIV, 900.

Horteloup. — In Thèse E. GUILLET, 1888.

Hueter. — *Deutsch. Zeitsch. f. Chir.* Bd XV, p. 527.

Hulke. — *Lancet.* Lond., 1887, II, 1065.

Israel. — *Deutsch. med. Woch.* Leipzig, 1887, XIII, 421.

Israel. — *Verhandl. d. deutsche Gesellsch. f. Chir.* Berlin, 1887, XVI (46-49), et *Sem. méd.*, 1887, p. 165 et *Annales des mal. des org. gén.-urin.*, 1888.

Israel. — Ueber Palpation gesunder und Kranker Nieren. *Berlin. Klin. Woch.*, 1889, nos 7 et 8.

Israel. — *Soc. méd.* Berlin, 11 juin 1890, et *Ann. génit.-urin.*, juillet 1890.

Jessop. — The *Lancet*, 1877, I, 880.

Kaarsberg. — *Ark. nord. med.* Stockholm, 1887, XIX, nos 5 et 7.

Kahler. — *Allg. Wien. med. Zeit.*, 1889, XXXIV, 851-858.

Kammerer. — *New-York med. Journ.*, 1891, LIII, 79.

Keen (W.W.). — *Journ. Am. med. ass. Chicago,* 1889, XII, 762-764.

Kehler (A.). — *Ein Fall von Nephrectomie bein einem dreijährigen Mädchen, nebst zusammenstellung der in letzter zeit bekannt gewordonen ähnlichen Fälle.* Königs-berg, I. Pr. 1890.

Keyes (E. L.). — *Am. J. M. Sc.* Philad., 1890, 549-558.

Kocher. — *Deut. Zeitsch f. Chir.* Bd. IX, p. 312.

Kocher. — *Id.* Bd XV, p. 321.

Kocher. — *Corresp. Blatt. f. Schweiz. Aertze,* n° 20, p. 625, 1878, 8°.

Köhler. — *Ann. de la Charité,* 1886, Berlin, 1888, XIII, 542.

Kœnig. — *Sem. méd.,* 1885, p. 135 et 1887, p. 157.

Krause (H.). — *Zwei Fälle von Nierenextirpation wegen carcinom und Kystom.* Halle a S. 1889.

Kroenlein. — *Centralb f. chir.,* 1885, n° 43.

Kuester. — *Berlin. klin. Woch.,* 1883.

Kummel. — *Deuts. med. Woch.,* 1886.

Labbé (L.). — In thèse GUILLET, 1888.

Lacher. — *Munchen. med. Wochnsch.* 1886 ; 33 ; 817-835-854.

Lancereaux. — *Gaz. des Hôp.,* 1889, p. 169-171.

Lancereaux. — *Union méd.,* 25 février 1890, 289-294.

Lange. — *N. Y. med. journ.,* 3 janvier 1891, et *Ann. gén.-ur.,* mars 1891.

Langenbuch. — *Transact of. med. internat. Congress.* London 1881, vol. II, p. 278.

Laschmann. — *Das primaere Nierencarcinom und seine metastasen.* Thèse Wurzburg, 1883.

Lebert. — *Traité pratique des maladies cancéreuses.* Paris, 1851.

Lecorohé. — *Traité des maladies des reins.* Paris, 1875.

Le Dentu. — Technique de la néphrectomie. *Rev. chir.,* 1886, p. 1.

Le Dentu. — *Affections chirurgicales des reins,* etc. Paris, 1889.

Leiter. — *Neue Beleuchtungsapparate.* Wien, 1889.

Lejars (F.). — *Gros rein polykystique.* Th. Paris, 1888.

Lépine. — *Rev. méd.* Paris, 1888, p. 1024.

Lincoln. (N. S.). — *J. am. med. ass. Chicago,* 1889, XII, 423.

Little. — *Dublin Journ. of med. sciences,* 1873, janvier.

Lossen. — *Centralb f. Chir.,* 1879, p. 715.

Lucas (Clément). — On surgical diseases of the Kidney, etc. *Brit. med. journ.,* 26 septembre 1883, p. 611.

Lücke. — *Deutsche Zeitsch. f. Chir.* Bd XV, 510.

Mackensie (S.). — *Illust. med. News.* Lond., 1888-1889, I, 269-271.

Maclean (D.). — *Tr. Internat. med. congress.* Wash., 1887, I, 548-556.

Martin. — *Internat. med. Cong.,* 1881. Berlin.

Meredith. — *Sem. méd.,* 1884, p. 446.

Metzner (H.). — *Beitrag zur Kenntnis der primären Nierengeschwulste.* Halle a. S, 1838.

Morris. — *Lancet,* 15 mars 1884.

Morris. — *Surgical diseases of Kidneys.* Lond., 1885.

Morris. — *Brit. med. Journ.,* février 1885.

Newell (O. R.). — Value of cystoscopy in the diagnosis of surgical diseases of the Kidney. *Bost. med. et S. J.,* 1890, 591.

Newman (David). — *Lectures to practitioners on the diseases of the kidney, amenable to surgical treatment.* Londres, 1888.

Nicoladoni. — *Wiener med. Press.*, 1886.

Nitze. — *Lehrbuch der Kystoscopie.* Wiesbaden, 1889.

Ollier. — *Rev. de chir.*, 1883, p. 898.

Ollier. — 2e *Cong. franç. chir.*, 1886.

Orlowsky. — *Gaz. de Lekarska*, 1887, no 17.

Pascale. — X^a *Nephrectomia.* Napoli, Milano, 1887.

Patino-Luna. — *Étude sur les formes cliniques du cancer du rein.* Thèse Paris, 1884.

Peaslee. — *On ovarian tumours.* N.Y., 1872.

Péan. — In thèse BRODEUR, 1886.

Péan. — *Gaz. méd.* Paris, 1887, VIII, 366.

Périer. — In Thèse BRODEUR, 1886.

Poirier. — *Acad. méd.*, 2 septembre 1889.

Prudden. — *Méd. Rec. N. York*, 1887, XXXII, p. 84.

Quénu. — *Bull. Soc. chir.*, 1890, 19 mars.

Rawdon. — In manuel de ROBERTS.

Rayer. — *Traité pratique des maladies des reins*, 1841, vol. III.

Récamier (J.). — *Étude sur les rapports du rein et son exploration chirurgicale.* Thèse Paris, 1889.

Reczey. — In Thèse GUILLET, 1888.

Reliquet. — In Thèse BRODEUR, 1886.

Richard (Davy). — *Brit. med. Journ.*, octobre 1884.

Rieder (H.). — *Munchen. med. Woch.*, 29 avril 1890, no 17.

Roberts. — *On urinary and renal diseases.* Londres, 1885.

Roberts. — *Am. Pract News.* Louisville, 1888, VI, 33, 85.

Robson. — *Brit. med. Journ.* Londres, 1888, 879, II.

Rochet. — *Province médicale.* Lyon, 1887, II, 503-505.

Rohrer. — *Das primœre Nierencarcinom.* Thèse Zurich, 1874.

Sabatier. — *Rev. chir.* Paris, 1808, IX, 62-72.

Schede. — *Festsch. z. Eroeffn. d. n. allg. Krankenh. zu Hamb. Enpendorf.* Hambourg, 1889, II, 55.

Scheven et Ribbert. — *Berlin, klin. Wochensch.*, juillet 1886.

Schœnborn. — 4e *cong. Soc. All. Chir.*, 8 et 11 avril 1885, in *Sem. méd*, 1885, p. 157.

Schurinoff (M. A). — *Latop. khirurg. Obsh. v. Mosk*, 1888, VII, nos 12, 22, 24.

Siegrist (A.). — *Ueber die Nieren Extirpation bei malignen Tumoren.* Zürich, 1889.

Simon (d'Heidelberg). — *Chirurgie der Nieren.* 1 Theil, et II Theil, p. 148.

Spiegelberg. — *Arch. f. Gynæk.* Bd I, p. 146, 170.

Spilmann. — *Soc. méd. Nancy*, 10 nov. 1886.

Stein. — Assoc. amér. des chir. org. génito-urin. 2e session. Washington, in *New-York med. Journ.*, 29 sept. 1888.

Steinmann. — *Ueber primäres Nierencarcinom Wurtzburg.* Leipzig, 1889.

Stetter. — 16e cong. chir. allem., in *Centralb f. Chir.*, 1887.

Stiller. — Congrès de méd. int. de Wiesbaden, 1888, *Wiener med. Wochen.* no 33 1888.

Strübing. — *Deutsch. Arch. f. klin. Med.* Leipzig, 1888, p. 995, 662.

Taylor. — Dégénérescence primitive du rein chez les enfants. — In *Ann. org. génit. urin* Paris, 1888, no 6.

Terrier. — In thèse de BRODEUR, 1886.

Terrier. — *Bull. et mém. Soc. chir.* Paris, 1887, 175-185, et in *Rev. chir.*, 1887, 842-853.

Terrillon. — *Bull. Soc. chir.*, 4 juin 1890 et du 11 février 1891.

Thiriar. — *Clin. Bruxelles*, 1887, I, 429-487.

Thiriar. — *Rev. chir.*, Paris, 1888, p. 1 et 97.

Thiriar. — *Presse méd. belge*, Bruxelles, 1890, 65-67.

Thiriar. — *Clin. de Bruxelles*, 1890, IV 241-245.

Thomas. — In thèse GUILLET, 1887.

Thornton (K). — *Lancet*, 1882, II, et 1883, I, et 1887, I, p. 370.

Thornton (K). — *Transact. path.* London, 1883, p. 141.

Thornton (K). — *Brit. med. jour.*, 1884, II, p. 425.

Thornton (K). — *Med. chir. Trans.* Lond. 1889. 286-305.

Thornton (K). — *The surgery of the Kidneys bein the Harveian lectures*, 1889, London, 890.

Thornton (K). — *Brit. Med. journ.*, 1890, I, 605 et *Lancet*, I, 650.

Trendelenburg. — *Berl. klin. Woch.*, 5 juillet 1886.

Trélat. — *Bull. Soc. chir.*, 1885, p. 475.

Tuffier. — *Ann. mal. org. gén.-ur.*, 1888, p. 65-93.

Ullmann. — *Soc. Imp. Roy. de méd. de Vienne*, 14 janvier 1887. In *Sem. méd.*, 1887, p. 25.

Villeneuve. — *Bull. Soc. chir.*, séance du 12 mars 1890.

Wahl. — *S.-t Petersb. Woch.*, 1885, n° 44.

Weir. — *N. Y. Journ.*, 1887, p. 315.

Wells (Spencer). — *Med Times and Gaz.*, janvier 1870.

Wells (Spencer). — *Brit. med.*, 1883, t. I.

Wessowski. — *Med. Bull. Philad.*, 1887, X, 283.

Witchead. — *Brit. med. J.*, 1881, p. 741.

Wolcott. — *Med. and surg. Rep.* Philad., vol. VII, p. 126, 1861.

Wyeth (J. A.). — *New-York journ.*, 1888, 601.

TABLE DES MATIERES

IMPRIMERIE LEMALE ET Cⁱᵉ, HAVRE

9 782016 177525